Gesund und schlank durch Kurzzeitfasten

-

Wie Sie Ihre Ernährung selbst bestimmen und ganz ohne Diät abnehmen

Daniel Roth

Besuchen Sie auch www.kurzzeitfasten.de

Erstmals als eBook veröffentlicht im Mai 2013

1. Auflage Druck-Version

Veröffentlicht im November 2013 über Createspace

Deutsches Reich 95
44894 Bochum

kontakt@kurzzeitfasten.de

Cover Design by Christina W. Soetanto

ISBN: 3-000439765

ISBN 13: 978-3-00-043976-6

Meiner wundervollen Frau, die dieses Buch mit ihrem Rat
und ihrer Unterstützung ermöglicht hat.

Disclaimer

Ganz einfach abnehmen, ohne sich bei der Auswahl der Nahrungsmittel einschränken zu müssen und dabei auch noch gesünder werden? Das klingt verlockend und ich schreibe über das Kurzzeitfasten, weil ich aufgrund ausgiebiger Recherche und vielfältiger Erfahrungen an mir selbst und anderen Personen wirklich überzeugt von dieser Ernährungsweise bin. Dennoch gibt es, wie bei fast allem im Leben, auch Risiken, derer Sie sich bewusst sein sollten. Ich bin bei meinem Konzept sehr bemüht, alle meine Überlegungen und Anregungen bestmöglich zu fundieren und mit wissenschaftlichen Untersuchungen zu belegen. Dabei können selbstverständlich nicht die persönlichen Umstände jedes Einzelnen berücksichtigt und bewertet werden. Aus diesem Grund möchte ich jedem Leser dazu raten, einen Arzt zu konsultieren, bevor Sie eine Änderung Ihrer Ernährungsgewohnheiten und sportlichen Betätigung anstreben. Personen mit einem BMI von 26 und höher und / oder gesundheitlichen Problemen rate ich grundsätzlich dazu, ihre Diät von einem erfahrenen Arzt begleiten zu lassen.

Die Umsetzung meines Konzepts erfolgt vollkommen auf eigene Gefahr und ich übernehme keinerlei Haftung für eventuell entstehende Schäden oder Nebenwirkungen. Auch sollte jedem Leser klar sein, dass es sich bei dem vorliegenden Werk und den darin vermittelten gesundheitsbezogenen Informationen um die persönlichen Erkenntnisse und Erfahrungen des Autors handelt. Ich bin kein Arzt und dies ist entsprechend kein Leitfaden zur Behandlung von gesundheitlichen Problemen und Krankheiten.

Dieses Werk erhebt keinen Anspruch auf Wissenschaftlichkeit, Vollständigkeit oder Allgemeingültigkeit. Ich bemühe mich aber meine Aussagen durch Quellangaben zu belegen und in der Wissenschaft umstrittene Theorien entsprechend darzustellen.

Bitte beachten Sie, dass die meisten im Buch zitierten Aussagen von mir frei aus dem Englischen übersetzt wurden. Für den genauen Wortlaut stehen Ihnen die ausgewiesenen Quellen zur Verfügung.

Inhalt

1 - Vorwort

Bereits seit meiner Schulzeit fasziniert mich das Themengebiet der Sport- und insbesondere der Ernährungswissenschaften. So habe ich in den letzten 15 Jahren unzählige Studien und Ratgeber darüber gelesen, wie man seinen Körper am besten nach den eigenen Wünschen und Idealen formen, Gewicht ab- oder zunehmen oder ganz einfach gesünder und länger leben kann. Einen Großteil dieser Methoden habe ich auch selbst ausprobiert. Dabei sind mir im Laufe der Zeit neben höchst spannenden und gut fundierten Konzepten auch teils abenteuerliche Theorien sowie komplett widersprüchliche Forschungsergebnisse begegnet. Darüber bin ich zu drei wesentlichen Erkenntnissen gelangt:

1. Auf jedes gute und fundierte Buch zum Thema Abnehmen, kommt mindestens die doppelte Anzahl an Veröffentlichungen, die scheinbar einzig dem Zweck dienen, mit plakativen Heilsversprechen möglichst viel Gewinn abzuwerfen. Wirklich stichhaltige wissenschaftliche Beweise für die Wirksamkeit der aufgestellten Behauptungen sind eher die Ausnahme, als die Regel. Dabei überbieten sich die verschiedenen Diäten darin, wie schnell und nachhaltig sie absolut unglaubliche Effekte erzielen und man wundert sich, wie es in Anbetracht dieser ‚fantastischen' Methoden überhaupt noch Übergewicht geben kann.

2. Die Qualität von Studien im Bereich der Ernährungswissenschaften steht und fällt mit den Details im Studiendesign. So können zwei Untersuchungen zum gleichen Thema teilweise zu sehr unterschiedlichen Ergebnissen kommen. Es lohnt sich

also immer etwas genauer hinzuschauen, mehrere Quellen zu betrachten und die Ergebnisse kritisch zu hinterfragen.

3. Jeder Mensch ist anders und reagiert unterschiedlich auf bestimmte Reize, sei es bei der Ernährung oder beim Sport. So reagieren auch innerhalb einer einzigen kontrollierten Studie Teilnehmer oft ganz unterschiedlich auf identische Maßnahmen. Die eine, perfekte Methode für alle gibt es also einfach nicht. Deswegen bin ich überzeugt, dass jene Programme die Besten sind, bei denen die Teilnehmer ein Mindestmaß an Flexibilität haben, um selbst herauszufinden, was ihnen guttut und welche individuelle Ausgestaltung für sie funktioniert.

Diese drei Erkenntnisse sind das Fundament, auf denen ich dieses Buch aufbauen möchte. Mein Ziel ist es nicht, Sie von der einen, unumstößlichen Wahrheit zu überzeugen, die nur ich kenne und mit der Sie (idealerweise durch den Kauf zusätzlicher Produkte) schon morgen und ohne jede Mühe zu Ihrer Traumfigur kommen. Täte ich das doch, so wären Sie gut beraten, dieses Buch gleich wieder zu löschen...

Vielmehr möchte ich Sie zu einer Entdeckungsreise einladen, in deren Verlauf ich Ihnen anhand verschiedener Forschungsergebnisse aber auch vieler eigener Erfahrungen eine Ernährungsform vorstellen werde, die erstaunlicherweise in Deutschland bislang kaum Beachtung gefunden hat. Dabei werde ich Sie durch die detaillierte Auflistung meiner Quellen in die Lage versetzen, die Stichhaltigkeit meiner Argumentation selbst nachzuvollziehen und für sich zu bewerten, ob meine Aussagen und Schlussfolgerungen für Sie richtig erscheinen. Gleichzeitig werde ich Ihnen eine Bandbreite an verschiedenen Varianten an die Hand geben, wie Sie sowohl Ihren neuen Ernährungsstil, als auch den Weg dorthin nach Ihren persönlichen Bedürfnissen gestalten können.

Vor allem aber, möchte ich Sie mit diesem Buch animieren, am eigenen Leib auszuprobieren, ob die von mir vorgestellten Methoden auch bei Ihnen den beeindruckenden gesundheitlichen Effekt, aber auch den langfristigen Gewichtsverlust bewirken, den ich in den letzten Jahren immer wieder bei verschiedenen Personen beobachten konnte.

Bevor wir nun richtig ins Thema einsteigen, erlauben Sie mir noch eine kleine Bitte in eigener Sache: Ich habe dieses Buch geschrieben, weil ich bei meiner eigenen Recherche zum Thema Kurzzeitfasten feststellen musste, dass es im Deutschen fast keine Literatur zu diesem Konzept gibt, die einem eine wirkliche Auswahl an Varianten aufzeigt und auf wissenschaftlichen Erkenntnissen basiert. Selbst jene Bücher, die sich relativ seriös mit dem Thema beschäftigen, bieten dem Leser leider häufig kaum Hintergrundwissen, das ihn in die Lage versetzen würde, die aufgestellten Theorien auch selbst kritisch zu hinterfragen. Außerdem wird meist versucht, die eine ‚richtige Variante' anzupreisen – obwohl die erfolgreiche Umsetzung des Kurzzeitfastens doch so herrlich vielfältig erfolgen kann.

Diesen Umstand fand ich damals recht frustrierend, musste ich mir doch alle Informationen in mühsamer Kleinarbeit zusammensuchen. Am Ende dieser Recherche und insbesondere nachdem ich erste eigene Erfahrungen gesammelt hatte, war ich aber so begeistert von dieser Ernährungsweise, dass ich mein Wissen unbedingt teilen wollte. Zunächst mündlich: in der Familie, bei Freunden und im Bekanntenkreis – auch dort mit durchschlagendem Erfolg. So kam ich irgendwann zu dem Entschluss, dass noch mehr Menschen von diesem faszinierenden Konzept erfahren und von ihm profitieren sollten. Also begann ich mein Wissen und meine Erfahrungen in der Form festzuhalten, wie Sie sie nun in den Händen halten. Leider bin ich kein professioneller Autor und habe bisher noch nie etwas veröffentlicht. Daher meine Bitte an Sie: geben Sie mir Feedback! Wenn Ihnen etwas gefehlt hat, Sie Aspekte nicht verstanden haben oder Passagen überflüssig fanden, lassen Sie es mich wissen. Nur mit Ihrer Unterstützung kann ich die nächste Edition dieses Buches so gestalten, dass sie noch mehr Lesern hilft, zukünftig gesünder und schlanker durchs Leben zu gehen. Senden Sie mir Ihre Kritik - und natürlich auch gerne Ihr Lob an: Feedback@kurzzeitfasten.de

Und wenn Ihnen mein Werk am Ende gefallen hat, würde ich mich natürlich riesig über eine positive Bewertung freuen!

2 – Was Sie in diesem Buch erwartet

Was würden Sie sagen, wenn ich zu Ihnen käme und Ihnen erzählen würde, dass ich eine neue Diät entdeckt hätte. Eine Diät, mit der Sie nicht nur Ihr Gewicht reduzieren und vor allem langfristig kontrollieren können, sondern dabei auch noch bestmöglich Ihre Muskelmasse erhalten? Und dann erzähle ich Ihnen, dass das nur der Nebeneffekt ist, dass die eigentlich so unglaubliche Wirkung die ist, dass sich Ihre Blutwerte deutlich verbessern werden. Sie werden mehr gutes und weniger schlechtes Cholesterin haben, Ihre Entzündungswerte werden ebenso sinken, wie Ihre Insulin- und Glukosewerte. Und nicht nur das, auch ein eventuell erhöhter Blutdruck wird gesenkt. Und dann würde ich voller Begeisterung hinzufügen, dass diese Diät Sie auch noch vor Herzinfarkt, Krebs und Alzheimer schützen kann. - Sollten Sie mich an diesem Punkt noch nicht für völlig verrückt erklärt haben, würde ich zu guter Letzt noch hinzufügen, dass Sie bei meiner Diät weiterhin essen dürfen was sie wollen; und zwar so viel Sie wollen.

Okay, spätestens jetzt würden Sie mir kein Wort mehr glauben und sich denken, dass ich nicht mehr alle Latten auf dem Zaun habe, richtig? Und da wären Sie in guter Gesellschaft. Denn genau die gleiche Reaktion habe ich von nahezu allen Verwandten, Freunden und Arbeitskollegen bekommen, als ich ihnen erklärt habe, warum ich meinen Essensrhythmus umstelle. Und um ehrlich zu sein: Ziemlich ähnlich habe ich selbst reagiert, als ich zum ersten Mal von dieser ‚Diät' gehört habe. Dabei wurde mir sogar nur der Teil mit dem Abnehmen und der freien Nahrungsauswahl erzählt.

Selbst diesen Teil-Aspekt hielt ich damals für ziemlich abstrus. Sich nie wieder Gedanken darüber machen, ob man jetzt noch ein Stück Kuchen nehmen darf oder ob man noch einen weiteren Gang zum Buffet machen sollte? Stattdessen einfach essen, bis man wirklich satt ist - und zwar die Lebensmittel, auf die man gerade Lust hat? Für mich war diese Vorstellung vollkommen unrealistisch. Schließlich hatte ich mich doch seit Jahren damit abgefunden, dass es ständiger Disziplin bedurfte, um mein Wunschgewicht einigermaßen zu halten. Und „einigermaßen" trifft es ganz gut, denn unterm Strich habe ich den Anstieg damit eher verlangsamt, als wirklich verhindert.

Das war einmal. Denn seit zwei Jahren esse ich - zumindest in Bezug auf Art und Umfang meiner Speisen - ohne jede Einschränkung. Nachdem ich in den ersten 12 Monaten des intermittierenden Fastens konstant abgenommen habe, bleibt mein Gewicht seitdem vollkommen unbeeindruckt davon, ob ich sportlich gerade mehr oder weniger aktiv bin oder ob ich mich am Vorabend dazu habe hinreißen lassen, zwei Whopper Menüs auf einmal zu essen. Die erstaunliche Tatsache, dass all das plötzlich kaum noch Auswirkungen auf meine Figur hatte, führte sogar soweit, dass ich erst dachte meine Waage sei vielleicht defekt. Später zog ich sogar in Erwägung, ich könne eventuell unbemerkt an einer schweren Krankheit leiden und nähme deswegen nicht mehr zu. Erfreulicherweise war keins von beiden der Fall.

Jetzt fragen Sie sich sicher völlig zu Recht, wie ich noch im Vorwort über angebliche Wunderdiäten herziehen kann, um dann keine zwei Seiten später derartige Behauptungen aufzustellen. Ganz einfach: Weil das Kurzzeitfasten keine solche Wunderdiät ist. Der erste Unterschied ist, dass all die Effekte, die ich Ihnen oben aufgezählt habe, in dutzenden wissenschaftlichen Studien nachgewiesen wurden. Der zweite entscheidende Aspekt, der mein Konzept stark von einer

Wunderdiät unterscheidet ist der, dass ich nicht behaupte, Sie würden in zwei Wochen 10 Kilo abnehmen können. Schon deshalb nicht, weil ‚schnell' und ‚langfristig' sich beim Abnehmen grundsätzlich ausschließen. Sie werden, wenn Sie meinen Ratschlägen folgen, zwar langsamer, dafür aber konstant und ohne Kalorienzählen oder Verzicht abnehmen. Und weil es so flexibel und einfach umzusetzen ist, werden Sie vor allem auch dauerhaft schlank bleiben. Außerdem wären da natürlich noch die wirklich erstaunlichen gesundheitlichen Effekte, die Sie durch das Kurzzeitfasten erzielen können…

Das klingt jetzt alles etwas zu schön um wahr zu sein, oder? Ist es aber. Denn diese Wirkung habe ich nicht nur an mir selbst und vielen Menschen um mich herum beobachten können, sondern werde Ihnen in diesem Buch auch von einer Vielzahl spannender wissenschaftlicher Studien berichten, die meine Erfahrungen bestätigen. Die Chancen stehen also sehr gut, dass auch Sie mit diesem Konzept endgültig zu einem schlankeren und gesünderen Leben kommen. Auf dem Weg dorthin erwartet Sie in den nächsten Kapiteln eine spannende und unterhaltsame Reise durch alle wichtigen Aspekte des Kurzzeitfastens, an deren Ende Sie in der Lage sein werden, Ihr ganz individuelles Ernährungskonzept zu gestalten und umzusetzen. Um das zu erreichen, werde ich Sie zunächst etwas ausführlicher in verschiedene Grundlagen und Forschungsergebnisse einführen, denn ich bin der Meinung, dass man die Entscheidung für eine grundlegende Veränderung seiner Ernährungsgewohnheiten nicht leichtfertig, sondern gut informiert treffen sollte. Auch glaube ich, dass ein fundiertes Wissen über die umfangreichen Vorzüge dieser Ernährungsform einen positiven Effekt auf Ihre langfristige Motivation haben wird. Sollten wissenschaftliche Ergebnisse und Hintergrund-Informationen allerdings so gar nicht Ihr Ding sein, dann können Sie das Kapitel 4 einfach im Ganzen überspringen. Sie werden trotzdem alle relevanten Informationen vermittelt bekommen, um meine Methode erfolgreich anwenden zu können. Diejenigen unter Ihnen, die ihre Ernährung auch inhaltlich verbessern oder ihren gesünderen, schlankeren Lebensstil durch Sport unterstützen möchten, werden in den Kapiteln 7 und 8 auch zu diesen Themengebieten hilfreiche Tipps und Anregungen finden.

Bevor es jetzt losgeht, sollte ich jenen, die mit dem Begriff ‚Kurzzeitfasten' noch gar nichts anfangen können, vielleicht noch kurz erklären, was genau sich dahinter verbirgt. Die Bezeichnung ‚Kurzzeitfasten' habe ich als etwas eingängigeres Synonym für den wissenschaftlichen Begriff ‚intermittierendes Fasten' gewählt. Dabei handelt es sich um ein Ernährungsprinzip, das Wikipedia wie folgt definiert: „Intermittierendes Fasten, engl. intermittent fasting (lat. intermittere = ‚unterbrechen / aussetzen'), ist eine spezielle Form einer Diät, bei der ständig, in einem bestimmten Rhythmus, zwischen Zeiten der normalen Nahrungsaufnahme und des Fastens gewechselt wird." Das bedeutet, dass Sie Ihre Ernährung beim Kurzzeitfasten nicht inhaltlich, sondern lediglich zeitlich beschränken. Sie essen weiterhin was Sie wollen, aber eben nicht mehr rund um die Uhr. Dabei gibt es in der Ausgestaltung eine Vielzahl möglicher Varianten. So können Sie beispielsweise täglich für 16 Stunden fasten oder zweimal pro Woche für 24 Stunden. Je nachdem, womit Sie sich wohler fühlen und die besseren Ergebnisse erzielen.

Jetzt wissen Sie also einigermaßen, was Sie in meinem Buch erwartet. Trotzdem würde ich wetten, dass ich Sie im Laufe der Lektüre noch an so einigen Stellen in Erstaunen versetzen kann. Sie dürfen also gespannt sein!

3 – Meine Begegnung mit dem Kurzzeitfasten

Wenn man sich über einen Zeitraum von fast 15 Jahren mit den Themengebieten der Ernährungswissenschaft auseinandersetzt, kommt man irgendwann an den Punkt, an dem man glaubt, so ziemlich alles schon einmal gehört oder gelesen zu haben. Umso erstaunter, aber auch skeptischer war ich, als ich zum ersten Mal dem Konzept des Kurzzeitfastens begegnete.

Es war im Sommer 2011 und ich muss gestehen, dass ich – trotz besseren Wissens – in einer recht bescheidenen körperlichen Verfassung war. Mein Gewicht lag ca. 5 kg über dem höchsten, was ich noch zu Zeiten regelmäßigen und intensiven Kraft-Trainings auf die Waage brachte. Leider hatte ich im Vergleich zu damals auch gefühlt nur noch halb so viel Muskelmasse, so dass mein Zuwachs an Fettpolstern noch deutlich auffälliger war, als es diese Zahl vermuten lässt. Zum ersten Mal in meinem Leben konnte ich an mir den Ansatz eines Doppelkinns erkennen. Zwar hatte ich seit jeher die Neigung überschüssige Kalorien auch anzusetzen, aber bisher hatte ich beim ersten Ansatz eines Bauches immer rechtzeitig die Kurve bekommen und mit einem gesteigerten Sport-Pensum und einer (oft recht radikalen) Ernährungsumstellung wieder meine Wunschfigur erreicht. Dabei habe ich, getrieben von meinem Bedürfnis alle vielversprechenden Theorien auf dem Gebiet der Ernährungswissenschaft, auch einmal selbst auszuprobieren, schon so ziemlich alles versucht: Kalorienreduktion, Low-Carb / Atkins, Trennkost, Schlank im Schlaf, Glyx-Diät und was es so alles gibt. Positiv sei in diesem Zusammenhang zu erwähnen, dass fast alle diese Programme gute kurzfristige Erfolge brachten. Sie hatten nur einen Haken: Ich liebe Pizza, Eiscreme, Lasagne, Burger, Tiramisu und auch sonst fast alle Nahrungsmittel (zum Glück auch die Gesunden). Kurz: Essen ist für mich eine Leidenschaft. Und während es mir meist mit viel Selbstmotivation und Willensstärke gelang, teils mehrere Monate den Vorgaben dieser Programme zu folgen, kam ich irgendwann doch immer wieder vom ‚rechten Weg' ab. Ich bin mir sicher, der überwiegende Teil von Ihnen wird an dieser Stelle zustimmend nicken und mir recht geben, dass man irgendwann keine Lust mehr hat, abends nur Salat und Fleisch zu essen oder nur noch langsam verdauliche Vollkorn-Produkte zu sich zu nehmen (wenn diese überhaupt erlaubt sind) oder am Wochenende auf das Frühstücksei zu verzichten, weil man schon wieder ein gefühltes Dutzend Marmeladen-Toasts verspeisen soll. Die Liste der Verbote ist je nach Diät leider ziemlich lang und so schwierig ich deren Einhaltung auch fand, die Variante einfach dauerhaft weniger zu essen funktionierte bei mir noch viel schlechter.

Da war ich also vor etwa zwei Jahren, auf dem Höhepunkt meiner körperlichen Nachlässigkeit, am vielleicht besten Ort überhaupt, um über meinen mal wieder konstant wachsenden Bauchumfang nachzudenken: bei einer großen amerikanischen Fast Food Kette. Vor mir ein beeindruckender Haufen aus 40 Hähnchen-Nuggets, die ich mir mit meinem guten Freund Rainer teilte. Mit einem gewissen Maß an Selbstkritik bemerkte ich, dass das immerhin etwa 1.000 Kalorien für jeden von uns seien. Daraufhin grinste Rainer mich nur breit an, schob sich ein weiteres Nugget in den Mund und antwortete selbstzufrieden „das ist ja super, dann kann ich heute noch mindestens 2.000 Kalorien zusätzlich essen". Da es bereits Nachmittag war und ich selbst schon ein Frühstück und ein Mittagessen hinter mir hatte, schaute ich ihn etwas verwundert an. „Ich esse nur 8 Stunden am Tag, dafür aber was ich will und so viel ich will. Das hier ist meine erste Mahlzeit heute.", erklärte er mir und fügte als Reaktion auf meinen weiterhin fragenden Gesichtsausdruck hinzu „Das ist so eine Art evolutionsbiologischer Ansatz, angeblich nimmt man nicht zu, solange man nur regelmäßige, kurze Fastenzeiten einbaut."

Mit Blick auf Ernährungstheorien gab es für mich bisher eigentlich nur eine einzige Aussage, die ich als in Stein gemeißelt angesehen habe. Nämlich die, dass es am Ende doch immer nur auf die Energiebilanz ankommt. Nimmt man mehr Energie zu sich, als der Körper verbraucht, dann nimmt man zu. Nimmt man weniger Energie zu sich, als der Körper verbraucht, dann nimmt man ab. Somit war für mich ziemlich klar, dass die Aussage man könne „essen, was und so viel man wolle, ohne zuzunehmen" niemals einer ernsthaften Studie standhalten würde, bei der die Gesamt-Kalorienmenge in beiden Vergleichsgruppen strikt vorgegeben würde. Von daher war ich mir sicher, dass die Wirksamkeit dieser Ernährungsform - wenn es denn tatsächlich eine gäbe - garantiert darin begründet läge, dass man in 8 Stunden einfach nicht so viel essen kann.

So überzeugt ich auch davon war, dass mein Freund mir gerade ziemlichen Schwachsinn erzählt hatte, so war doch einmal mehr meine Neugierde geweckt und ich nahm mir vor, bei nächster Gelegenheit etwas ausgiebiger zu dieser ‚8 Stunden Diät', wie er sie nannte, zu recherchieren.

Gesagt getan. Gleich am nächsten Tag machte ich mich auf die Suche nach Informationen zu dieser höchst zweifelhaften Ernährungstheorie - zugegebenermaßen mit der Erwartung, ja fast schon mit dem Ziel, diese als Humbug zu entlarven. Die Eingabe in der Suchmaschine führte mich zuerst zu einem Artikel aus der Zeitschrift Fit for Fun[1]. Dort wurde zu meiner Überraschung erstaunlich positiv über diese Methode berichtet und auch eine Studie an Mäusen zitiert, die meine ursprüngliche Theorie direkt zunichte machte. So schreibt die Autorin: „In Versuchen mit Mäusen habe sich gezeigt, dass bei gleichbleibender Kalorienmenge eine zeitliche Begrenzung der Nahrungsaufnahme einen wesentlichen Einfluss darauf hat, ob die Tiere Übergewicht entwickeln oder nicht". Soviel zu meiner Annahme, dass diese Diät niemals einer derartigen Untersuchung standhalten würde... Aber damit nicht genug. Denn weiter hieß es in dem Artikel: „Die Mäuse, die lediglich acht Stunden Zugang zur Nahrung hatten, nahmen nicht nur weniger Gewicht zu, bei ihnen blieben auch jegliche Folgeschäden des Übergewichts aus. Die Mäuse mit dem freien Futterzugang entwickelten neben dem Übergewicht hohe Cholesterinwerte, einen erhöhten Blutzuckerspiegel, bekamen Probleme mit der Leber und zeigten sich faul und träge. Diese Folgen des fettreichen Futters blieben bei der Acht-Stunden-Gruppe praktisch vollständig aus. Das Ergebnis überraschte selbst die Forscher." Ich war sprachlos. Der einzige Unterschied zwischen den Gruppen war also tatsächlich der, dass die Mäuse in der Versuchsgruppe das identische Futter zeitlich so zu sich genommen hatten, wie es mir Rainer am Abend zuvor angepriesen hatte? Naja, einzelne Studien, die zu einem bestimmten Ergebnis kommen finden sich immer. Das heißt noch lange nicht, dass sich der beschriebene Effekt dann auch in weiteren unabhängigen Untersuchungen bestätigt. Ich suchte also weiter und fand recht bald heraus, dass der wissenschaftliche Name für diese Art der Ernährung ‚intermittierendes Fasten' lautet. Das machte vieles einfacher und mein nächster Anlaufpunkt war die Seite von Wikipedia, wo ich zu meiner Freude einen umfassenden Artikel[2] zum Thema fand. Das kann ich Ihnen übrigens generell sehr empfehlen, wenn Sie sich das nächste Mal mit fragwürdigen Ernährungsweisheiten wie Trennkost, Basendiät oder ähnlichem auseinandersetzen. Bei Wikipedia sind die Artikel nämlich nicht nur sehr gut mit Primärliteratur untermauert, sondern beinhalten zu vielen dieser Ernährungsformen auch einen kritischen Absatz, der sich fundiert mit der (mangelnden) Wirksamkeit so mancher Methode auseinandersetzt. Zumindest hier erwartete ich mir also eine deutlich differenzierte Sicht auf die von der Fit for Fun zitierte Studie. Was ich jedoch dann las machte mich vollends fassungslos und soll Gegenstand der nächsten Kapitel sein.

4 – Was Sie über die Hintergründe dieses Konzepts wissen sollten

4.1 – Warum es sich lohnt schlank zu sein

Warum wollen Sie eigentlich abnehmen?

Ich vermute die meisten von Ihnen - und da bin ich keine Ausnahme - streben eine schlanke Figur zu allererst aus ästhetischen Gründen an. Schließlich leben wir in einer Welt, in der selbst Supermodels noch das letzte Gramm Fett digital ‚wegoperiert' wird, bevor wir sie in der Werbung und in Hochglanzmagazinen vorgesetzt bekommen. Dort kann man dann bewundern, wie wir bitteschön aussehen sollten, während sich uns im Spiegel doch meist ein ganz anderes Bild bietet. Diese Tatsache kann man natürlich bedauern, den ganzen Schlankheitswahn sogar verurteilen und dabei versuchen, sich möglichst wenig von diesem gesellschaftlichen Schönheitsideal beeinflussen zu lassen. Leider sind wir Menschen aber doch sozial geprägte Herdentiere, so dass es nur den wenigsten von uns vergönnt ist, sich wirklich von diesen omnipräsenten ‚Idealen', die Tag für Tag auf uns einprasseln, freizumachen. Aber auch wenn Sie nicht die Ambition haben, so auszusehen wie ein Covermodel - und selbst die sehen in Natura in aller Regel nicht annähernd so aus wie auf besagten Hochglanzfotos - so ist doch zumindest ein gesunder, schlanker Körper, der Sie mit sprichwörtlicher Leichtigkeit durch die Herausforderungen des Alltags trägt, ein durchaus erstrebenswertes Ziel.

In diesem Kapitel werde ich häufiger den Begriff Body Mass Index, beziehungsweise die Abkürzung BMI verwenden. Dabei handelt es sich um eine Kennzahl, die das Körpergewicht ins Verhältnis zur Körpergröße stellt, um daraus Aussagen zu Über- oder Untergewicht abzuleiten. Dieser allgemeine Vergleichswert hat selbstverständlich seine Grenzen. So würde ein Bodybuilder bei der reinen Betrachtung des BMI sehr wahrscheinlich als übergewichtig eingestuft werden, obwohl er so gut wie kein Fett am Körper hat. Für die breite Masse ist diese Kennzahl aber dennoch durchaus brauchbar. Von Übergewicht spricht man in der Regel ab einem BMI von 25, von Adipositas, also Fettleibigkeit ab einem BMI über 30. Wenn Sie jetzt neugierig sind, wo Sie selbst liegen, dann können Sie Ihren eigenen BMI berechnen, indem Sie Ihr Gewicht durch Ihre Größe in Metern zum Quadrat teilen. Also zum Beispiel bei jemandem der 1,80 m groß und 80 kg schwer ist: 80 / (1,80 x 1,80) = 24,7

Dass Übergewicht ungesund ist, ja sogar zu schweren bis tödlichen Krankheiten führen kann, ist kein Geheimnis. Trotzdem habe ich in all den Jahren, in denen ich Menschen zum Thema Sport und Ernährung beraten und auch trainiert habe, nur in absoluten Ausnahmefällen gehört, dass jemand hauptsächlich zum Wohle seiner Gesundheit abnehmen möchte. Das mag sicherlich auch daran liegen, dass vielen gar nicht bewusst ist, wie immens der gesundheitliche Nutzen des Schlankseins ist. Aber es stellt sich ja auch die Frage: Ist es wirklich das Körpergewicht, auf das es ankommt oder ist es nicht viel wichtiger, sich gesund zu ernähren und ausreichend Sport zu treiben? In der Tat kommt diesen beiden Aspekten eine große Bedeutung zu, wenn es darum geht, die Gesundheit zu fördern und zu erhalten. Erstaunlicherweise haben sie im Vergleich zum Körpergewicht aber den deutlich kleineren Effekt auf die Lebenserwartung. Während ein gesunder Lebensstil sich nämlich primär auf die Morbidität (Erkrankungsrate) auswirkt, hat ein schlanker Körper auch noch große positive Auswirkungen auf die Mortalität (Sterblichkeitsrate). Im Rahmen ihrer Studie aus dem Jahr 2005 über den Einfluss unterschiedlicher Ernährungsmuster auf das Krebsrisiko, bringen die drei Forscher Elaine Hsieh, Christine Chai und Marc Hellerstein von der Berkeley University in Kalifornien diese Tatsache folgendermaßen auf den Punkt: „Während sportliche Betätigung und gesunde Nahrung einen vorzeitigen, krankheitsbedingten Tod verhindern können, haben sie sich nicht als allgemein lebensverlängernd herausgestellt."[3] Der lebensverlängernde Effekt eines geringen Körpergewichts hingegen, scheint selbst bei Untergewicht (BMI <19) noch Bestand zu haben, wie eine fast 20 Jahre dauernde Studie an über 100.000 amerikanischen Frauen herausfand.[4] Zwar kommt eine sehr aktuelle Untersuchung[5], die auch in den deutschen Medien Beachtung fand, zu einem genau gegenteiligen Ergebnis, ließ dabei aber wichtige Aspekte unberücksichtigt. So wurde beispielsweise ein Gewichtsverlust, der aus schweren Krankheiten resultierte, nicht aus der Betrachtung eliminiert, sondern letztlich in die Todesfälle schlanker Menschen eingerechnet und dadurch in einen falschen kausalen Zusammenhang gebracht. Aus diesem Grund wird die Aussagekraft dieser Ergebnisse von vielen Experten überaus kritisch gesehen. Gleichzeitig stellt die überwältigende Mehrzahl der auf diesem Gebiet tätigen Forscher explizit heraus, dass eine Kalorienreduktion beziehungsweise ein niedriger BMI der einzige wissenschaftlich nachgewiesene Weg ist, wie man den Alterungsprozess verlangsamen, eine hohe Vitalität erhalten und somit die Lebensspanne verlängern kann.

Bitte verstehen Sie dies auf keinen Fall als Aufforderung, Ihre sportlichen Ambitionen zu verwerfen oder sich ab sofort nur noch von Fast Food zu ernähren. Wie schon gesagt, haben Sport und Nahrungsauswahl durchaus einen wesentlichen Einfluss auf Ihre Gesundheit und können Sie effektiv vor verschiedenen Erkrankungen schützen. Ich wollte Ihnen lediglich bewusst machen, dass Ihr Körpergewicht in Bezug auf Ihre Lebenserwartung eine wesentlich größere Rolle spielt, als Sie vielleicht bislang angenommen hatten.

Um Ihnen einen etwas fundierteren Überblick über die vielfältigen positiven Effekte eines schlanken Körpers zu geben, steigen wir an dieser Stelle kurz in ein paar Forschungsarbeiten zum Thema Kalorienrestriktion ein, die ja die inhaltliche Grundlage aller Diäten darstellt. Von Kalorienrestriktion ist dann die Rede, wenn die aufgenommene Nahrungsmenge unter dem eigentlichen Bedarf liegt. Soviel sei schon mal verraten: Die positiven Auswirkungen einer solchen, leicht defizitären Ernährung auf den Organismus sind ziemlich beeindruckend. Dabei wurden diese Effekte von Fruchtfliegen über Ratten bis hin zum Menschen bereits an fast jeder Lebensform untersucht und auch durchaus stichhaltig nachgewiesen.

Während die Verbesserung der Blutfette, die Verringerung des Herzinfarkt-Risikos und die Optimierung der Insulinreaktion (was letztendlich vor Diabetes schützt) im Zusammenhang mit dem Abnehmen noch recht naheliegend erscheinen, gehen die positiven Effekte noch deutlich weiter. So kann beispielsweise sogar die Aktivität bestimmter, schützender Gene in der Muskulatur, dem Gehirn und der Leber durch längere Kalorienreduktion positiv beeinflusst werden.[6] Außerdem kann die Entstehung von Nierenerkrankungen ebenso verzögert oder gar verhindert werden, wie die Bildung von Tumoren.[7] Zum Thema Tumorbildung gibt es eine besonders interessante Studie der drei bereits zitierten Wissenschaftler Hsieh, Chai und Hellerstein. Diese verglichen drei Gruppen von Mäusen, die entweder völlig frei essen durften (Kontrollgruppe) oder zwei Varianten der Kalorienrestriktion unterlagen. Nach einem Monat wurde bei allen Tieren die Vermehrungsrate von Haut-, Brust- und T-Zellen (Lymphozyten) untersucht. Je höher dieser Wert ist, desto anfälliger sind die entsprechenden Zellen für schädliche Mutationen und somit für Krebs. Das kommt daher, dass permanent Schäden in der DNA einer Zelle auftreten, die jedoch ebenso fortlaufend repariert werden. Teilt sich eine Zelle mit defekter DNA jedoch noch vor deren Reparatur, wird der Fehler quasi fortgeschrieben und es kann zur Tumorbildung kommen. Vereinfacht kann man also sagen, je langsamer die Teilungsrate der Zellen, desto geringer das Krebsrisiko.

Das Ergebnis ihrer Untersuchung hat sogar die Forscher selbst überrascht: In der Gruppe, die einer Kalorienreduktion um ein Drittel des Tagesbedarfs unterlag, waren die Teilungsraten von Hautzellen um ca. 40 % Prozent, die von Brustzellen sogar um knapp 90 % gesunken.[8] Nun sind wir natürlich keine Mäuse und es bedarf weiterer Forschung, um diese Ergebnisse auch auf den Menschen übertragen zu können. Allerdings hat man auch beobachtet, dass auch Frauen, die früher einmal an Magersucht litten, eine besonders hohe Resistenz gegenüber Brustkrebs besitzen.[9] Hiermit haben wir zumindest ein Indiz, das eine grundsätzliche Übertragbarkeit der oben beschriebenen Forschungsergebnisse auf den Menschen nahelegt. Bedenkt man dabei, dass mehr Frauen an Brustkrebs sterben, als an jeder anderen Krebserkrankung, so lässt sich der hohe medizinische Wert dieser Erkenntnisse zumindest erahnen.

Auf der Suche nach der Wirksamkeit einer reduzierten Nahrungsaufnahme und somit einer schlanken Figur beim Menschen bringt uns auch die Betrachtung zweier Langzeit-Studien an Rhesusaffen, die zu unseren nächsten Verwandten zählen, weiter. Dabei kommt die erste der beiden Studien zu dem Ergebnis, dass eine moderate Verringerung der Futtermenge die Lebenserwartung der Primaten signifikant erhöht. Die Sterblichkeit in der Versuchsgruppe war nach 20 Jahren nicht einmal halb so hoch, wie in der Kontrollgruppe. Außerdem gab es deutlich weniger Fälle von Diabetes, Krebs, Herz-Kreislauf-Erkrankungen und sogar Hirnatrophie.[10] Kein schlechtes Ergebnis, wenn man bedenkt, dass die besagten Affen einfach nur weniger gegessen haben. Den positiven Effekt auf die tatsächliche Lebenserwartung konnte die zweite, sehr ähnlich angelegte Studie zwar nicht bestätigen, sehr wohl aber die deutlich verbesserte Gesundheit der Versuchstiere im Vergleich zur Kontrollgruppe.[11]

Stephen D. Hursting singt in seiner Untersuchung über die Auswirkungen zur Kalorienrestriktion auf Alterungsprozesse und Krebs gar ein regelrechtes Loblied auf den Nahrungsverzicht und bezeichnet diesen bei allen Tieren, einschließlich Säugetieren, als „das potenteste und am breitesten wirkende Mittel zur Krebsvorbeugung in der experimentellen Forschung."[12]

Und wie sieht es beim Menschen aus? Nun, wie die beiden Beispiele mit den Rhesusaffen schon gezeigt haben, nimmt die Vergleichbarkeit von Studienergebnissen tendenziell ab, je komplexer die untersuchte Lebensform ist. Lassen sich Mäuse und Ratten noch relativ leicht unter nahezu identischen Bedingungen halten, so wird dies bei einer größeren Zahl von Affen schon bedeutend schwieriger. Diese kleinen Unterschiede in der Haltung der Tiere oder der Zusammensetzung der Nahrung wurden auch von den Autoren der beiden oben genannten Studien für die unterschiedlichen Ergebnisse in Bezug auf die Lebenserwartung verantwortlich gemacht. Der Versuch, Menschen über einen langen Zeitraum unter idealen, vergleichbaren Testbedingungen zu untersuchen, ist fast schon ein Ding der Unmöglichkeit. Das heißt zwar nicht, dass es keine Forschungsergebnisse am Menschen gibt, jedoch ist die Beurteilung ihrer Aussagekraft wesentlich komplizierter. Dankenswerterweise hat sich ein amerikanisches Forscherteam um Amie J. Dirks die Mühe gemacht, eine Vielzahl von existierenden Daten, Beobachtungen und Studien kritisch auszuwerten und sich somit genau dieser Aufgabe zu stellen.[13] Dabei fanden sie beispielsweise heraus, dass die Bewohner Okinawas, die weniger Kalorien zu sich nehmen, als ihre Landsleute im restlichen Japan, deutlich seltener an Krebs und Herzerkrankungen sterben als die übrige Bevölkerung und den höchsten Anteil an über Hundertjährigen weltweit aufweisen. Nun lässt sich natürlich über diesen kausalen Zusammenhang streiten. Schließlich können auch Gene, Umweltbedingungen, die Zusammensetzung der Nahrung und tausend andere Gründe für dieses Ergebnis verantwortlich sein. Allerdings verweisen die Forscher auch auf einige etwas eindeutigere Experimente, bei denen Menschen längere Zeit unter kontrollierten Bedingungen auf einen Teil Ihrer Nahrung verzichteten. Eines davon war das Experiment Biosphere 2 in Arizona, an dem unter anderem der Ernährungswissenschaftler Roy Walford teilnahm. Dieses war ursprünglich gar nicht darauf ausgelegt, die Auswirkungen von Kalorienrestriktion auf die Teilnehmer zu untersuchen. Stattdessen wollte man nachweisen, dass in einem komplett in sich geschlossenen, künstlichen Ökosystem langfristiges Überleben möglich wäre. Dieses Ziel scheiterte allerdings aufgrund unterschiedlicher Probleme und Planungsfehler. So mussten die Teilnehmer des Experiments beispielsweise sehr bald feststellen, dass anders als ursprünglich gedacht, die in der Biosphäre zur Verfügung stehende Menge an Nahrung um etwa 30 % zu niedrig war. Roy Walford, der sich lange Jahre intensiv mit den positiven Auswirkungen von Kalorienrestriktion auseinandergesetzt hatte, überzeugte seine Mitstreiter, das Experiment trotzdem wie geplant fortzusetzen. So bewiesen die Bewohner von Biosphere 2 nach zwei Jahren im ‚Gewächshaus' zwar nicht, dass ein derartiges Ökosystem insgesamt funktioniert, dafür aber anhand ihrer Blutwerte, dass eine teilweise Reduktion der Nahrungszufuhr auch beim Menschen einen deutlich positiven gesundheitlichen Effekt haben kann. Eine weitere von Dirks und Kollegen betrachtete Studie am Menschen wurde von der Caloric Restriction Society (CRS) durchgeführt. Diese beobachtete mehrere tausend Teilnehmer über mehr als 10 Jahre und kommt ebenfalls zu dem Ergebnis, dass die an Tieren beobachteten Effekte der Kalorienreduktion auf den Menschen übertragbar seien.

David Sinclair von der Harvard Medical School bringt seine Einschätzung zu unserer Ausgangsfrage über die Wirksamkeit beim Menschen somit treffend auf den Punkt: „Wenn Kalorienrestriktion beim Menschen nicht die Lebenserwartung verlängert, dann sind wir auf diesem Planeten die Ausnahme"[14].

Wir wissen jetzt also, dass Schlanksein äußerst positive Auswirkungen auf die Gesundheit haben kann, die weit über die Vermeidung von Diabetes und Herzinfarkt hinausgehen. Somit haben wir neben dem optischen Aspekt auch einen sehr guten medizinischen Grund, etwas leichter durchs Leben zu gehen. Das alles scheint aber graue Theorie, wenn man sich die neuesten Zahlen ansieht, die das Robert Koch-Institut in seiner zweiten Studie zur Gesundheit Erwachsener in Deutschland veröffentlicht hat. Demnach leiden ca. 67 % der Männer und 53 % der Frauen an Übergewicht. Immerhin fast jeder vierte Deutsche ist sogar krankhaft fettleibig.[15] Dabei handelt es sich keineswegs um ein rein deutsches Problem. Die Amerikaner sind bereits seit längerer Zeit ein Sinnbild für einen bedenklichen Anstieg der Adipositas und selbst bei den historisch sehr schlanken Franzosen wächst die Zahl der Übergewichtigen rasant. Weltweit leiden heute zweimal mehr

Menschen an Übergewicht als an Hunger; wenngleich letzteres sicher ein noch schlimmeres Schicksal darstellt.

Was ist also der Grund für diese erschreckend hohen Zahlen? Nach dem Lesen der letzten Absätze wissen Sie zwar wahrscheinlich deutlich besser über die gesundheitlichen Vorteile des Abnehmens Bescheid, als der Durchschnitt der Bevölkerung, aber die Erkenntnis, dass Übergewicht ungesund ist, dürfte heutzutage zu fast jedem durchgedrungen sein. Und selbst wenn dieser medizinische Aspekt vielleicht gerne mal verdrängt wird, dürfte sich doch spätestens beim Stichwort Schönheitsideal eine breite Mehrheit finden, die hierin einen persönlichen Grund zur Gewichtsreduktion sieht. Ich glaube also nicht, dass es bei den meisten Übergewichtigen am grundsätzlichen Willen abzunehmen scheitert. Die Vielzahl an Diät-Tipps, die sich auf fast jedem Cover gängiger Frauenzeitschriften findet (bei Männerzeitschriften ist die Botschaft oft die Gleiche, wenn auch etwas zielgruppengerechter verpackt), bestätigt diese Vermutung. Die Nachfrage nach Lösungen für das Problem Übergewicht ist durchaus immens. Die existierende Vielzahl höchst unterschiedlicher Konzepte liefert aber auch schon den ersten Hinweis darauf, warum in der Realität dann doch mehr als die Hälfte aller Deutschen zu viel auf die Waage bringen. Denn es macht deutlich, dass keine der ganzen hochgepriesenen Diäten auf Dauer so richtig gut zu funktionieren scheint. Einen weiteren Hinweis kann, besser gesagt konnte ich an mir selbst beobachten und ich würde fast wetten, dass es Ihnen da ganz ähnlich geht: Man bemüht sich immer mal wieder, bewusst etwas weniger zu Essen, aber wirklich von Dauer sind die auf diese Weise hart errungenen Erfolge in aller Regel nicht. Denn leider ist die einfache Botschaft, die in all den zitierten Studien steckt, „iss weniger, dann bist du gesünder“ [und fühlst dich auch noch attraktiver], in der Praxis gar nicht so einfach umzusetzen. Nicht umsonst lautet ein beliebter Scherz unter

Ernährungswissenschaftlern: „Calorie restriction is a great way to live a long and miserable life!" oder frei übersetzt: Kalorienreduktion ist eine hervorragende Möglichkeit, ein langes, elendes Leben zu führen.

Die Tatsache, dass die Mehrheit aller Deutschen an Übergewicht leidet verdeutlicht also, dass einfach weniger zu essen in einer Welt, die uns mit jederzeit verfügbarer, billiger Nahrung geradezu überschüttet, kaum umzusetzen ist. Außerdem beweist es auch, dass es die an fast jeder Ecke angepriesenen Wunderdiäten, die bei jedem wirken, schlicht nicht gibt. Auch Kurzzeitfasten ist kein solches Wundermittel. Gegenüber den meisten anderen Diäten hat es aber einen großen Vorteil: es ist einfacher umzusetzen, bedarf prinzipiell keinerlei Einschränkungen bei der Nahrungsauswahl und kann auch langfristig erfolgreich durchgehalten werden. Denn es bietet Ihnen einen immensen Vorteil: Sie müssen auf nichts verzichten - zumindest nie länger als ein paar Stunden. Natürlich erfordert auch dieses Ernährungsprinzip verglichen mit einer völlig uneingeschränkten Ernährung eine gewisse Disziplin und wird Sie insbesondere am Anfang durchaus etwas fordern. Trotzdem bin ich überzeugt, dass Ihnen das Kurzzeitfasten deutlich leichter fallen wird, als all jene Diäten, die Sie bisher ausprobiert haben und aus eigener Erfahrung kann ich Ihnen sagen, dass es immer leichter wird, je länger Sie dabei bleiben.

Bevor wir uns gleich den vielfältigen Vorzügen dieses Konzepts widmen, werfen wir im nächsten Kapitel noch einen kurzen Blick auf die Nachteile konventioneller Diäten. Glauben Sie mir, danach werden Sie die besonderen Effekte des Kurzzeitfastens umso mehr zu schätzen wissen.

Auf den Punkt gebracht:

- Schlanksein verlängert das Leben - und zwar bei so ziemlich allen Lebewesen, einschließlich uns Menschen.

- Kalorienrestriktion, beziehungsweise ein daraus resultierender niedriger BMI, schützt Sie obendrein vor einer Vielzahl von schweren Krankheiten - selbst Ihr Gehirn profitiert von einem schlanken Körper!

- Gleichzeitig sind immer mehr Menschen übergewichtig oder gar fettleibig. In Deutschland gar mehr als die Hälfte der Bevölkerung. Das hat folgende mögliche Gründe:

    - Die eine Wunderdiät, die bei allen wirkt, scheint es nicht zu geben.

    - Eine konstante Kalorienrestriktion ist nur mit sehr viel Disziplin durchzuhalten - erst recht in einem Umfeld, das uns mit Essen geradezu überschüttet.

    - Auch Diäten, die Ihnen bestimmte Lebensmittel verbieten, haben eine hohe Wahrscheinlichkeit über kurz oder lang zu scheitern.

4.2 – Das Problem mit den Diäten

Je nach Befragung haben knapp die Hälfte bis zwei Drittel aller Deutschen in Ihrem Leben schon einmal eine Diät gemacht. Bei den Frauen sind die Werte erwartungsgemäß noch höher. Von diesen ‚Diäterfahrenen' gaben laut einer Forsa Umfrage sechs von zehn Personen an, dass sie im Anschluss an Ihre Abnehmversuche den sogenannten Jo-Jo-Effekt erlebt haben. Sie hatten also innerhalb kurzer Zeit wieder mehr Gewicht zugenommen, als sie zuvor mit Hilfe der Diät verloren hatten.

Ich bin mir ziemlich sicher, dass Sie bei der Schilderung der folgenden Beobachtungen weder auf meine persönlichen Erfahrungen, noch auf die Ergebnisse zahlreicher Studien angewiesen sind. Denn höchstwahrscheinlich haben Sie das Phänomen Jo-Jo-Effekt, genau wie ich, auch schon häufig genug selbst erlebt und / oder im eigenen Umfeld beobachtet: Man nimmt über einen längeren Zeitraum erfolgreich weniger Kalorien zu sich, als der Körper eigentlich braucht. Man ist also auf Diät. Dies führt bei entsprechendem Kaloriendefizit leider nach ein paar Tagen dazu, dass die Stoffwechselrate sinkt. Der Körper versucht quasi seine Reserven zu schützen, indem er den Verbrauch drosselt. Dies geschieht nicht zuletzt dadurch, dass wertvolle Muskelmasse abgebaut wird. In Konsequenz muss der Abnehmwillige, um weiterhin die gleichen Ergebnisse zu erzielen, entweder noch weniger essen oder aber mehr Sport machen, um den geringeren Grundbedarf zu kompensieren. Besonders auf ersteres wird der Körper bis zu einem gewissen Punkt wieder mit dem genannten Schutzmechanismus reagieren. Bricht man nun irgendwann die Diät ab und ernährt sich wieder wie bisher, wird durch den verminderten Energiebedarf umso mehr Fett angesetzt - der gefürchtete Jo-Jo-Effekt. Und mal Hand aufs

Herz, wie viele Menschen kennen Sie, die ihre Diät, ja selbst eine vergleichsweise einfache Ernährungsumstellung ein Leben lang durchgehalten und nicht wieder zugenommen haben?

Um in diesem Zusammenhang nun aber doch noch eine konkrete Studie ins Feld zu führen: Wussten Sie, dass selbst ein ganzes Jahr nach einer zehnwöchigen Radikal-Diät noch deutlich messbare, negative Veränderungen der Konzentration jener Hormone im Blut nachweisbar sind, die für Hungergefühl und Fettstoffwechsel verantwortlich sind? Kein Wunder also, dass kaum jemand in der Lage ist, seine Diäterfolge auch langfristig zu festigen.[16]

Im letzten Kapitel hatte ich ja bereits darauf hingewiesen, dass Studien am Menschen vergleichsweise selten, weil sehr schwierig sind. Nun, es gab da aber doch ein sehr gründliches Experiment über die Auswirkungen von langfristigen Kaloriendefiziten, das einen sehr interessanten, teilweise aber auch recht makabren Ausgang nahm. Es handelt sich um das sogenannte Minnesota Starvation Experiment.[17] Dieses war im Prinzip die Simulation einer Hungerkatastrophe, in deren Rahmen die Probanden nach einer zwölfwöchigen Kontrollperiode mit normaler Ernährung, über den folgenden Zeitraum von sechs Monaten eine deutlich verringerte Kalorienzufuhr erhielten. Auslöser für diese Studie war, dass nach Ende des zweiten Weltkriegs große Teile der Bevölkerung Europas unter Mangelernährung litten. Die Initiatoren des Experiments wollten Maßnahmen entwickeln, wie man die Auswirkungen des langen Hungers bei den Opfern schnellstmöglich wieder beseitigen könnte. Vor diesem Hintergrund bestand die Nahrung der Teilnehmer in der Hungerphase auch überwiegend aus Lebensmitteln, die auch der europäischen Bevölkerung gegen Ende des zweiten Weltkriegs zur Verfügung standen. Diese waren Kartoffeln, Kohl- und Steckrüben sowie Brot und Nudeln. Auf die sechs

Monate der Mangelernährung folgte dann noch eine zwanzigwöchige Phase der Rehabilitation, die ja das eigentliche Ziel des Experiments war. Die Ergebnisse der Studie waren ziemlich erschreckend. Obwohl die Teilnehmer in der Hungerphase noch etwa 1.500 kcal zu sich nahmen, traten neben den oben beschriebenen körperlichen Effekten auch sehr ernsthafte psychologische Symptome auf. Die intensive Ausprägung dieser Symptome dürfte neben der absoluten Kalorienmenge eventuell auch mit der wenig abwechslungsreichen Nahrungs-Zusammenstellung zu tun haben. Jedenfalls führte das anhaltende Hungern bei den Teilnehmern zu Depressionen, Hysterie, Hypochondrie sowie einem drastischen Rückgang des Sexualtriebs, sozialer Abschottung und Einsamkeit. Ein Teilnehmer hackte sich im Laufe des Experiments sogar mit einer Axt drei Finger ab – wobei das Opfer im Anschluss nicht mit Bestimmtheit sagen konnte, ob dies mit Absicht geschah oder als Folge eines Unfalls. Weitere aus anderen Untersuchungen bekannte Schattenseiten eines langfristigen übermäßigen Kaloriendefizits sind beispielsweise Unfruchtbarkeit, Abbau der Knochendichte bis hin zur Osteoporose und eine verschlechterte Wundheilung.[18]

Keine besonders verlockende Vorstellung, oder? Allerdings geben Ihnen diese Beispiele eine ganz gute Vorstellung davon, wie sich so manche radikale oder höchst einseitige ‚Wunderdiät' auf Ihre Gesundheit auswirken kann.

Nun fällt Ihnen sicherlich auf, dass die Aussagen, die ich in diesem Kapitel über den gesundheitlichen Schaden von Diäten schreibe, in einem ziemlichen Kontrast zu den positiven gesundheitlichen Auswirkungen stehen, die ich noch ein Kapitel zuvor beschrieben habe. Das hat zwei wesentliche Ursachen. Zum einen ist die Höhe der Kalorienreduktion ein ganz entscheidender Faktor. Während die Verringerung der Nahrungsmenge bei den in Kapitel 4.1

aufgeführten Experimenten eher moderat ausfiel, kommt jene aus den letzten beiden Beispielen deutlich näher an die Realität vieler radikaler Diäten heran. Dies sollte Ihnen verdeutlichen, dass gesundes Abnehmen definitiv seine Grenzen hat - das gilt übrigens beim Kurzzeitfasten ebenso, wie bei jeder anderen Methode. Die zweite mögliche Ursache für diese widersprüchlichen Ergebnisse liegt in einem großen Problem, das wir bei der Betrachtung aller Studien haben: Es wird immer nur das festgehalten, was auch untersucht wird. Wir wissen also nicht, ob die Mäuse aus Kapitel 4.1 depressiv waren, während die Männer aus Minnesota eventuell über hervorragende Cholesterinwerte verfügten. Da hilft es nur, zusätzliche Quellen zu suchen, die Antworten auf jene Fragen liefern, die in einer bestimmten Untersuchung nicht berücksichtigt wurden. Ich persönlich halte es so, dass ich zunächst eine möglichst umfassende Recherche durchführe, um für mich zu bewerten, ob eine bestimmte Methode oder Theorie für mich grundsätzlich vielversprechend erscheint. Ist dies der Fall, probiere ich sie einfach selbst aus und versuche auf diesem Wege auch jene Fragen zu beantworten, auf die ich in der Literatur keine hinreichenden Antworten finden konnte. Das hat den Nachteil, dass es langwierig und natürlich niemals repräsentativ ist. Dafür hat es aber auch einen großen Vorteil. Denn wie ich schon in der Einleitung schrieb, ist jeder Mensch anders. Somit reagiert auch jeder Körper anders und sowohl Wirkungen, als auch Nebenwirkungen können beim Einzelnen von den in Studien ausgewiesenen Durchschnitten abweichen. Dieser Logik bin ich auch gefolgt, als ich zum ersten Mal dem Kurzzeitfasten begegnet bin. Somit kann ich Ihnen in den folgenden Kapiteln nicht nur wissenschaftliche Erkenntnisse, sondern vor allem auch meine eigenen Erfahrungen mit auf den Weg geben. Immer verbunden mit dem Hinweis, dass auch Sie nur am eigenen Leib herausfinden können, ob meine Methode für Sie die Richtige ist, um dauerhaft schlanker und gesünder zu werden.

Auf den Punkt gebracht:

- Diäten sind in der Regel auf schnellen Erfolg und kurzzeitige Anwendung ausgelegt
- Die erzielten Erfolge halten meist nicht lange an und werden durch den Jo-Jo-Effekt sogar überkompensiert
- Radikale Diäten führen zu körperlichen und psychischen Nebenwirkungen, wie zum Beispiel:
    - Muskelabbau und verringertem Stoffwechsel
    - langfristig gestörter Hormonhaushalt und dauerhaftes Hungergefühl
    - Abnahme der Knochendichte bis hin zur Osteoporose
    - Gereiztheit, soziale Isolation und Depression

4.3 – Die Vorteile des Kurzzeitfastens

In den letzten Kapiteln haben wir betrachtet, welche beeindruckenden Vorteile sich für Ihre Gesundheit aus einer generell niedrigeren Kalorienaufnahme ergeben können. Wir haben aber auch festgestellt, dass dieser Weg deutliche Nachteile mit sich bringt. Wie Sie sich sicher schon denken können, bin ich nicht zuletzt deshalb so begeistert vom Prinzip des Kurzzeitfastens, weil es die Vorteile einer Kalorienreduktion aufweist (und sogar darüber hinaus) und gleichzeitig viele der aufgezeigten Nachteile vermeidet.

Ein erster wichtiger Aspekt ist natürlich die psychische Komponente. Jeder, der schon einmal ernsthaft eine Diät unternommen hat, weiß, wie bescheiden man sich dabei fühlt. Man hat eigentlich permanent Hunger und die viel zu kleinen Mahlzeiten, die man oft auch noch in hoher Frequenz vorbereiten und zu sich nehmen muss, vermögen keine echte Sättigung zu erzeugen. Man ist unkonzentriert, gereizt, ja teilweise regelrecht deprimiert. Kein besonders angenehmer Zustand und für mich der Grund, warum Kalorienrestriktion bei mir nie auf Dauer funktioniert hat. Nicht umsonst liest man immer wieder den im Scherz geäußerten Satz „Kalorienrestriktion macht das Leben gar nicht länger, es kommt einem nur länger vor."

Ich bin mir sicher, viele von Ihnen kennen die folgende Situation:

Seit Wochen folgen Sie strikten Ernährungsplänen, gehen deftigen Speisen ebenso wie süßen Leckereien gewissenhaft aus dem Weg und kämpfen um jeden kleinen Erfolg auf der Waage – der leider von Tag zu Tag schwerer zu erreichen wird. War diese Super-Sommerdiät nicht ganz groß mit den Worten ‚schnell' und ‚einfach' angepriesen? Egal! Sie sind fest entschlossen es diesmal zu schaffen. Zumindest die leidigen Kilos des letzten Winters müssen endlich weg. Immerhin ist der Frühling schon in vollem Gange. Es muss ja nicht gleich die perfekte Bikini-Figur sein, aber zumindest Ihre Sommerkleidung sollte wieder anständig passen. Für dieses Ziel sind Sie bereit Opfer zu bringen und verzichten schon eine gefühlte Ewigkeit erfolgreich auf all die Leckereien, die Ihnen sonst so viel Genuss bereitet haben.

Und dann kommt der Geburtstag der besten Freundin oder des besten Freundes… Es ist doch nur ein Abend und außerdem waren Sie jetzt so lange diszipliniert, dass Sie sich eine kleine Belohnung wahrlich verdient haben. Sie feiern, essen, trinken und haben Spaß – endlich mal wieder. Am nächsten Morgen dann, fällt die Waage ihr gnadenloses Urteil darüber, dass Sie nach so langem, eisernem Verzicht mal eine Nacht lang unbeschwert waren. Das vernichtende Ergebnis: Ein einziger Abend hat Ihre Mühen der ganzen letzten Woche zunichte gemacht. Sie gehen zum Kühlschrank, nehmen sich die leckerste und kalorienreichste Versuchung, die Sie finden können und verkriechen sich löffelnd auf die Couch. Das hat ja doch alles keinen Sinn…

Haben Sie diesen Teufelskreis frustrierender Erlebnisse und das emotionale Wechselbad aus ständigem Verzicht und dem schlechtem Gewissen, das jeder kleinen Ausnahme folgt, auch schon erlebt? Dann sind Sie in guter Gesellschaft. Denn neben diversen Stimmungskillern, die normale Diäten mit sich bringen, sind vor allem deren starre Vorgaben ein häufiger Grund dafür, dass sie nur in den aller seltensten Fällen dauerhaft durchgehalten werden. Schließlich ist Ihr Leben jeden Tag anders. Sie haben mal mehr und mal weniger Termine, treiben Sport oder auch nicht, treffen sich spontan mit Freunden oder folgen einer Einladung. Deswegen werden Sie auf Dauer nur dann erfolgreich einem gesünderen Ernährungskonzept folgen können, wenn dieses genauso flexibel ist, wie Sie selbst. Wenn wir uns später den unterschiedlichen Arten des Kurzzeitfastens widmen, werden Sie erfahren, wie Sie sich Ihren ganz persönlichen, flexiblen

Ernährungsrhythmus ‚basteln' können. Dabei haben Sie jederzeit die Möglichkeit Ausnahmen zu machen oder Anpassungen vorzunehmen, je nachdem, was Ihr individueller Tagesablauf gerade erfordert. Ein Geburtstag, die Hochzeit des besten Freundes oder gemeinsames Kochen mit Freundinnen? Kein Problem! Schließlich können Sie Ihre Fastenzeiten ganz flexibel variieren. Je nachdem, was Sie gerade vorhaben und ganz ohne schlechtes Gewissen. Denn mal ehrlich: was bringt Ihnen die beste Diät, wenn deren Einhaltung nicht nur einen ständigen Kampf mit Ihrem inneren Schweinehund, sondern auch noch mit Ihrem Terminkalender bedeutet?

Im Gegensatz zu Diäten oder Ernährungsumstellungen, bei denen Sie sich über lange Zeiträume hinweg einschränken müssen und bestenfalls zwischendurch mal eine kleine Sünde erlaubt ist, erleben Sie beim Kurzzeitfasten außerdem jeden Tag das überaus befriedigende Gefühl, sich einfach richtig satt zu essen. Und zwar mit den Dingen, auf die Sie gerade Lust haben. Und das Beste daran ist, dass Sie Ihr Essen im Gegensatz zu einer normalen Diät nicht weniger, sondern sogar mehr genießen können. Denken Sie einmal daran zurück, als Sie das letzte Mal so richtig hungrig waren. Zum Beispiel nach einigen Stunden harter Gartenarbeit oder einem Besuch im Schwimmbad. Hat Ihnen das Essen danach nicht viel besser geschmeckt? Durch die kurzen Fastenzeiten lernen Sie einfachen Appetit von echtem Hunger zu unterscheiden und ersterem viel leichter zu widerstehen. Gleichzeitig werden Sie es auch viel intensiver genießen, wenn Sie mit richtigem Hunger eine große Portion Ihres Lieblingsgerichts verputzen.

Kommen wir nun zu den physisch messbaren Vorteilen, aufgrund derer ich das Kurzzeitfasten für anderen Diäten überlegen halte. Dabei möchte ich mit einem kleinen Beispiel aus dem noch folgenden Kapitel über die gesundheitlichen

Effekte beginnen, dem zellschützenden Effekt der Ketonkörper. Diese werden durch den Abbau von Körperfett gebildet und stellen für den Organismus einen Ersatz für Glukose als Energieträger dar. Ketonkörpern wird unter anderem eine starke Schutzwirkung auf Nervenzellen nachgesagt und viele Wissenschaftler gehen davon aus, dass sie die Entstehung verschiedener Erkrankungen des Gehirns, wie z.B. Alzheimer, Parkinson oder Epilepsie hemmen können. Im Blut von Mäusen, die auf einen wechselnden Fastenzyklus gesetzt wurden, konnte gegenüber der Kontrollgruppe eine Verdopplung der Menge an Ketonkörpern gemessen werden. Hingegen war der Keton-Spiegel bei jenen Mäusen, die einer einfachen Diät unterlagen, sogar verringert.[19] Also auch hier ein klarer Punkt für das Kurzzeitfasten.

Schauen wir uns als nächstes den wohl offensichtlichsten und für viele auch wichtigsten Effekt beider Ernährungsvarianten an, den Gewichtsverlust. Hierbei haben inzwischen sowohl klassische Kalorienrestriktion, also gängige Diäten, als auch intermittierendes Fasten ihr grundsätzliches Potential unzählige Male unter Beweis gestellt.[20] Bei einer dauerhaften Diät haben Sie allerdings das große Problem, dass Ihr Körper neben dem Fett auch unerfreulich viel Muskelmasse verliert. Gelänge es Ihnen dann trotz aller Unannehmlichkeiten diese Ernährung lange genug durchzuhalten, so würden Sie zwar schlank, jedoch nicht mit einer athletischen, sondern viel eher mit einer hageren Figur. Das ist nicht nur gesundheitlich nachteilig, sondern entspricht auch meist nicht dem optischen Ideal, das man mit der Diät verfolgt hatte. Hinzu kommt, dass Sie in dem Moment, wo Sie aufhören beim Essen die nötige Disziplin an den Tag zu legen, umso schneller wieder zunehmen werden. Nicht nur meine eigene Erfahrung hat gezeigt, dass das Kurzzeitfasten in dieser Hinsicht deutlich besser abschneidet. Auch die Wissenschaft bestätigt diese an mir selbst und an anderen gemachten Beobachtungen. So sollten die Teilnehmer der Studie eines Ärzteteams aus Utah für 24 Stunden vollständig auf Kalorien verzichten. Im Anschluss wurde die Konzentration des Wachstumshormons HGH im Blut gemessen und mit dem Niveau verglichen, das die Teilnehmer vor Ihrem Fastenbeginn aufwiesen. Dieses Hormon ist in unserem Körper unter anderem für Muskelerhalt sowie -wachstum und eine höhere Fettverbrennung verantwortlich. Das Ergebnis: Bei den Frauen war der HGH-Spiegel im Blut nach dem Fasten um das Dreizehnfache erhöht, bei den Männern sogar um den Faktor 20.[21]

Viele Menschen, die ich auf dem Weg zum intermittierenden Fasten begleitet habe, hatten eingewendet, dass diese Methode doch mit Sicherheit negative Auswirkungen auf den Stoffwechsel haben würde. Schließlich kennen sie diesen leidigen Effekt vieler Diäten, der es fast unmöglich macht, das erreichte Gewicht auch dauerhaft zu halten, nur zu gut. Erstaunlicherweise tritt das gefürchtete Absinken des Stoffwechsels beim Kurzzeitfasten aber gar nicht auf.[22] Sogar das Gegenteil ist der Fall! So kam eine Studie an 11 normalgewichtigen Personen zu dem Ergebnis, dass sich der Stoffwechsel selbst nach drei Tagen durchgängigen Fastens um fast 15 % erhöhte. Die Forscher führen diesen Effekt auf einen vom Nahrungsverzicht ausgelösten Anstieg des Hormons Noradrenalin zurück, welches das Herz-Kreislauf-System anregt.[23] Allerdings verliert sich dieser Effekt bei einer länger als drei Tage andauernden Fastenzeit, und der Körper schaltet tatsächlich auf Sparflamme. Allerdings halte ich Fastenzeiten von mehr als 36 Stunden ohnehin für wenig zielführend. Nach meiner Erfahrung ist eine hohe Konstanz mit moderaten Fastenzyklen deutlich zielführender, als gelegentlich unter großer Anstrengung für mehrere Tage auf Nahrung zu verzichten.

Die Erkenntnis, dass kurzes Fasten den Stoffwechsel sogar anregt, steht im genauen Widerspruch zu einer Aussage, die Sie wahrscheinlich von einer Vielzahl von Menschen hören werden, denen Sie von Ihrer neuen Ernährungsweise berichten. Diese werden Ihnen mit großem Eifer erklären, warum dieses Kurzzeitfasten eben nicht wirken und auch gar nicht gesund für Sie sein könne. Schließlich, so wird man Ihnen sehr wahrscheinlich über kurz oder lang erklären, wäre es doch erwiesen, dass man möglichst viele Mahlzeiten über den Tag verteilt zu sich nehmen sollte. Erst recht, wenn man abnehmen möchte. Aber ist das tatsächlich so? Nun ja, natürlich kann man auch mit der Strategie vieler kleiner Mahlzeiten abnehmen. Eine Vorteilhaftigkeit dieses Konzepts ist allerdings ebenso wenig bewiesen, wie die Behauptung, dass viele kleine im Vergleich zu wenigen großen Mahlzeiten einen positiven Effekt auf den Stoffwechsel hätten. Genau genommen sind diese Aussagen sogar vielfach widerlegt worden und zwar sowohl an Ratten[24], als auch am Menschen.[25] Warum diese Behauptung trotzdem in fast jedem Diätratgeber zu finden ist, kann ich Ihnen beim besten Willen nicht sagen. Erst recht, da die allermeisten Menschen, die ich kenne, es auf Dauer höchst unbefriedigend finden, immer nur kleine, nicht sättigende Portionen zu essen. Es zeigt aber einmal mehr, dass eine Behauptung noch längst nicht richtig sein muss, nur weil sie hunderte Male wiederholt wurde.

Zu guter Letzt mag der ein oder andere auch noch zu Recht darauf hinweisen, dass es ja heutzutage durchaus auch andere Diäten gibt, die ebenfalls damit werben, man könne so viel Essen, wie man wolle und würde dabei trotzdem abnehmen. Ein sehr prominentes und ebenso populäres Beispiel sind die sogenannten Low-Carb Diäten. Die in diesem Zusammenhang aufgestellten Theorien fand ich persönlich auch durchaus nachvollziehbar und habe diese Konzepte daher bereits am eigenen Leib ausprobiert. In der Tat konnte ich durch eine deutliche Reduktion der verzehrten Kohlenhydrate, zumindest in Bezug auf den Gewichtsverlust, relativ gute Ergebnisse erzielen. Allerdings war diese Ernährungsform für mich auf Dauer keine Option. Nicht nur, weil meine Speisenauswahl in dieser Zeit nach den Maßstäben aller gängigen Empfehlungen als wesentlich ungesünder einzustufen war. Für mich blieb auch der Genuss eindeutig auf der Strecke. Außerdem bin ich der Meinung, dass sich eine Ernährungsform, die man dauerhaft in sein Leben integrieren möchte, nicht nur am Gewichtsverlust messen lassen muss, sondern auch an Ihrem Beitrag zum Gesundheitserhalt. Und hier konnten bisher weder Low-Carb noch Low-Fat Diäten einen Mehrwert nachweisen, der mit dem einer einfachen Kalorienrestriktion vergleichbar gewesen wäre. Weder in Bezug auf die Lebenserwartung, noch mit Blick auf oxidativen Stress oder einen Zellschutz vor Krebs und Giften.[26] Wohl gemerkt alles Effekte, die das Kurzzeitfasten sehr wohl für sich beanspruchen kann. Aber dazu kommen wir gleich...

Auf den Punkt gebracht:

Im Gegensatz zu den meisten konventionellen Diäten bietet Ihnen das Kurzzeitfasten folgende Vorteile:

- Genuss ist nicht verboten, sondern eine Grundlage dieses Konzepts
- Die Umsetzung kann individuell und ganz flexibel ausgestaltet werden.
- Ihr Organismus lernt den effizientesten und obendrein auch noch zellschützenden Treibstoff zu nutzen: Ihr Körperfett.

- Ihr Stoffwechsel beschleunigt sich und Ihre Muskelmasse bleibt bestmöglich erhalten.

- Sie erzielen obendrein noch positive, gesundheitliche Effekte.

4.4 –Von Jagderfolgen und Hungerphasen – ein Erklärungsversuch

Wir können an dieser Stelle also festhalten, dass das Kurzzeitfasten einige handfeste Vorteile gegenüber normalen Diäten und natürlich erst recht gegenüber einem ungebremsten, permanenten Nahrungskonsum aufweist. In den nächsten Kapiteln werde ich Ihnen die vielfältigen positiven Effekte näher bringen, die dieses Konzept auf Ihre Gesundheit, aber auch auf Ihr Körpergewicht haben kann. Dabei werden Sie sich wahrscheinlich über kurz oder lang auch die Fragen stellen „Warum ist das so?“ und „Wie funktioniert das?“

Nun, die existierende Forschung auf dem Gebiet des intermittierenden Fastens setzt Ihren Fokus derzeit noch deutlich stärker auf die Beobachtung von Effekten, während die genauen Wirkmechanismen in vielen Fällen noch weitgehend unerforscht sind. Zwar äußern Wissenschaftler die verschiedensten Theorien, von denen ich Ihnen einige auch später im Zusammenhang mit den jeweiligen Studien vorstellen werde, aber so ganz sicher ist man sich häufig noch nicht. Das liegt auch ein wenig daran, dass dieses Konzept in den letzten Jahrzehnten etwas in Vergessenheit geraten war und überwiegend in kleinen Kreisen aufgeschlossener Sport- und Ernährungsenthusiasten Anerkennung fand. Glücklicherweise ist aber auch die breite Wissenschaft in den letzten Jahren wieder auf die bereits seit langem nachgewiesenen gesundheitlichen Effekte des Kurzzeitfastens aufmerksam geworden und widmet sich wieder intensiver diesem spannenden Thema. Dabei wird auch immer häufiger die Frage nach den Ursachen aufgeworfen. Umfassende

Studien zu den einzelnen Wirkmechanismen fehlen aber bislang noch.

Auf die Frage nach dem generellen ‚Warum' gibt es aber zumindest eine zentrale Theorie, die mir recht schlüssig erscheint und mit der ich den nun folgenden Einstieg in die herausragenden Effekte des intermittierenden Fastens einleiten möchte.

Verglichen mit der Entwicklungsgeschichte des menschlichen Organismus macht unsere ‚moderne' Zivilisation, ja selbst die Zeit seit Erfindung von Ackerbau und Viehzucht nur einen Wimpernschlag aus. Das heißt, der heutige Luxus von ständiger und noch dazu im Überfluss zur Verfügung stehender Nahrung ist, evolutionsbiologisch betrachtet, ein extrem junges Phänomen. Übergewicht und sogenannte Zivilisationskrankheiten machen deutlich, dass unser Körper mit dieser historischen Ausnahmesituation noch nicht so wirklich gut umzugehen weiß. Schließlich haben in den letzten Jahrmillionen nur jene unserer Vorfahren überleben und sich fortpflanzen können, die besonders effizient mit Nahrung umgehen und auch längere Hungerperioden überstehen konnten. Dieses biologische Erbe tragen wir auch heute noch fast vollständig in uns. Dieser Umstand erklärt nicht nur den aus evolutionärer Sicht zwar sehr sinnvollen, aber zwischenzeitlich wenig geschätzten Mechanismus, leicht Fett anzusetzen. Er ist auch die Grundlage für die Überlegung, dass unser Körper die regelmäßige Abwesenheit von Nahrung nicht nur sehr gut verkraften kann, sondern in seiner Funktion sogar explizit auf derartige Phasen ausgelegt ist und von ihnen profitiert. Dieses körperliche Bedürfnis nach Ruhephasen im Stoffwechsel lässt sich mit dem Konzept des Kurzzeitfastens ganz hervorragend auch in den heutigen, modernen Alltag integrieren.

Allerdings ist diese Überlegung tatsächlich nur eine Hypothese, die mir recht häufig begegnet ist und einigermaßen schlüssig erscheint und die die nachgewiesenen Vorteile regelmäßiger kürzerer Fastenzeiten erklären könnte. Immerhin wird diese Theorie in ähnlicher Form auch von Marc Hellerstein geteilt, von dem Sie ja bereits weiter vorne in diesem Buch gelesen haben. Er weist darauf hin, dass das Kurzzeitfasten eine durchaus natürliche Ernährungsform darstellen könnte. Schließlich würden Tiere in der freien Wildbahn regelmäßig, wenn auch meist unfreiwillig, derartige Fastenzyklen durchlaufen. Konkret macht er dies am Beispiel großer Raubtiere, wie beispielsweise den Löwen. Diese hungern oft mehrere Tage, bevor Sie dieses Energiedefizit nach erfolgreicher Jagd mit einer großen Mahlzeit wieder kompensieren, was im Prinzip einer Art des intermittierenden Fastens entspricht.

4.5 – Gesundheitliche Effekte

Im Kapitel über die Vorzüge des Schlankseins habe ich Ihnen bereits einige Untersuchungen vorgestellt, die sich mit den Effekten einer generellen Kalorienreduktion befassen. In diesem Abschnitt werde ich Ihnen nun den aktuellen Stand der Forschung zu den expliziten Auswirkungen des Kurzzeitfastens auf verschiedene Organismen präsentieren. Auch wenn ein großer Teil der existierenden Studien an Ratten und Mäusen durchgeführt wurde, werde ich in diesem Kapitel auch einige gute Beispiele für die Auswirkungen des Fastens beim Menschen vorstellen. So liefert zum Beispiel das Essensverhalten großer muslimischer Bevölkerungsgruppen während des Ramadans recht umfassende Untersuchungen zu den Auswirkungen dieser Art der Ernährungseinschränkung. Zwar ist die diesbezüglich existierende Studienlage nicht völlig eindeutig, jedoch konnten in einer Mehrzahl der Untersuchungen positive gesundheitliche Auswirkungen des Fastens auf die Gläubigen beobachtet werden.[27] Da am Ramadan aber zumeist auch auf eine Flüssigkeitsaufnahme in der Fastenphase verzichtet wird, was die Ergebnisse durchaus verfälschen könnte, werde ich Ihnen im weiteren Verlauf dieses Kapitels auch von einigen sehr spannenden Untersuchungen am Menschen berichten, die sich ganz explizit mit den in diesem Buch vorgestellten Formen des Kurzzeitfastens beschäftigt haben.

Ein gutes Beispiel, anhand dessen wir direkt mit einem Rundumschlag ins Thema einsteigen können, ist die Langzeit-Untersuchung von James Johnson und seinen Kollegen vom Department of Surgery des Louisiana State University Medical Centers. Über mehrere Jahre hat diese Gruppe von Wissenschaftlern beobachtet, wie sich der Wechsel zwischen Tagen mit uneingeschränkter Nahrungsaufnahme und solchen mit einer Beschränkung auf etwa 20-50 % des Tagesbedarfs auf die Gesundheit ihrer Versuchsteilnehmer auswirkte. Dabei konnten bereits nach zwei Wochen erste signifikante Verbesserungen in Bezug auf Insulinresistenz, Asthma, Allergien, bakterielle sowie virale Infektionskrankheiten, Pilz- und Autoimmunerkrankungen, Osteoporose, Fehlfunktionen des Gehirns (z.B. Tourettesyndrom und Epilepsie), Herzprobleme und sogar auf Hitzewallungen bei Frauen in den Wechseljahren festgestellt werden. Und als seien ihre eigenen Ergebnisse nicht schon beeindruckend genug, zitieren Johnson und seine Kollegen in Ihrer Arbeit auch noch einen spanischen Artikel aus dem Jahr 1957. Darin wird beschrieben, wie Bewohner eines Altenheims auf einen sehr ähnlichen Ernährungsrhythmus reagierten. Im Vergleich zur Kontrollgruppe war die Sterblichkeitsrate der in Zyklen fastenden Testpersonen um mehr als die Hälfte geringer, als in der normal essenden Kontrollgruppe. Doch nicht nur das: Verbrachten die Altenheimbewohner aus der Kontrollgruppe im Untersuchungszeitraum insgesamt 219 Tage im Krankenhaus, so waren es bei der intermittierend fastenden Gruppe gerade einmal 123 Tage.[28]

Sie sehen also, dass auch wenn nicht alle auf den folgenden Seiten zitierten Studien an Menschen durchgeführt wurden, wir sehr deutliche Hinweise dafür haben, dass deren Ergebnisse mit einer hohen Wahrscheinlichkeit auch auf uns übertragbar sind.

Nun aber der Reihe nach…

4.5.1 – Asthma

Zum Auftakt dieses Themenblocks möchte ich Ihnen von einer Studie am Menschen berichten, die insbesondere Asthmatiker freuen dürfte. Die Initiatoren dieser in den USA durchgeführten Untersuchung wollten herausfinden, ob sich der Zustand von stark übergewichtigen Asthmatikern (BMI > 30) allein durch Kurzzeitfasten verbessern ließe. Dabei untersuchten Sie die Auswirkungen dieser Ernährungsweise sowohl auf subjektive Krankheits-Symptome als auch auf die Lungenfunktion, oxidativen Stress und Entzündungswerte. Zusätzlich wurden noch die Stimmung und das Hungergefühl der Teilnehmer protokolliert. Der Versuch lief über 8 Wochen, in denen die Teilnehmer jeden zweiten Tag frei nach Belieben essen durften, während sie am jeweils anderen Tag nur maximal 20 % ihrer normalen Kalorienmenge zu sich nahmen.

Als deutlich messbareren ‚Nebeneffekt' stellten die Forscher fest, dass die Teilnehmer im Verlauf der Studie durchschnittlich 8 % ihres Körpergewichts verloren. Interessanterweise stieg das Hungergefühl der Probanden in der Anfangsphase der Studie zwar zunächst an, ließ ab der sechsten Woche aber wieder nach und fiel sogar unter das Ausgangsniveau. Gleichzeitig wurde die Frage nach der Laune und dem Energieniveau von den Teilnehmern in den ersten drei Wochen fortlaufend positiver beantwortet und pendelte sich anschließend auf diesem erhöhten Niveau ein. Auch bei den im Vordergrund der Untersuchung stehenden Faktoren zeigten sich deutliche Verbesserungen. Sowohl die subjektive Lebensqualität, als auch die Lungenfunktion wiesen signifikant positive Veränderungen auf. Zusätzlich gingen die Marker für oxidativen Stress bemerkenswert zurück, während durch den Fastenzyklus gleichzeitig die Menge gesunder Antioxidantien im Blut anstieg und die Indikatoren für Entzündungen im Körper gesenkt wurden.

Diese erfreulichen Effekte traten bereits nach zwei Wochen des Kurzzeitfastens auf und hielten über die gesamte Studiendauer an.[29]

4.5.2 – Diabetes

Eine häufige Folgeerscheinung unserer modernen Lebensweise mit einem Übermaß an (oft ungesunder) Nahrung und einem gleichzeitigen Mangel an Bewegung ist der Diabetes mellitus. Während drei besonders häufige Erscheinungsformen dieser Krankheit existieren, soll es in diesem Kapitel ganz konkret um den Typ-2 Diabetes gehen. Bei diesem ist die Sensitivität des Körpers auf das Hormon Insulin, das die Absorption von Glukose aus dem Blut reguliert, verringert. Wenn dieser Mechanismus nicht richtig funktioniert, führt dies zu einem dauerhaft erhöhten Blutzuckerspiegel und in Folge dessen zu diversen äußerst unschönen Folgesymptomen.

Gerade diese Form des Diabetes nimmt in den letzten Jahren deutlich zu und betrifft vor allem auch immer jüngere Menschen, teilweise sogar Kinder - meist mit schwerwiegenden, lebenslangen Folgen. Ein sehr interessantes Forschungsergebnis ist daher, dass intermittierendes Fasten nicht nur das Risiko eines Ausbruchs dieser Krankheit reduziert[30], sondern auch die Wahrscheinlichkeit eines häufig in Folge des Diabetes auftretenden Nierenversagens reduziert.[31] Bei Mäusen, die Ihre Nahrung nur jeden zweiten Tag erhielten, konnten im Blut deutlich reduzierte Spiegel an Glucose und Insulin gemessen werden. Diese lagen sogar noch unter den Werten von Mäusen, deren tägliche Kalorienaufnahme dauerhaft um 40 % reduziert wurde.[32] Eine andere Studie konnte sogar einen um 57 % verringerten Insulinspiegel bei den Versuchstieren nachweisen.[33]

Diese Effekte, die auch in der eingangs zitierten Studie von James Johnson am Menschen bestätigt werden konnten, sind ein deutliches Indiz dafür, dass Sie sich durch Kurzzeitfasten sehr effektiv vor einem Typ-2 Diabetes schützen können.

4.5.3 – Herz-Kreislauf

Bevor wir uns näher mit den positiven Effekten des intermittierenden Fastens auf Ihr Herz-Kreislauf-System beschäftigen, ist es sinnvoll, einen ganz kurzen Ausflug in die Welt des Cholesterins und der Triglyceride zu wagen. Keine Angst, Sie müssen kein Mediziner sein, um die wichtigsten Zusammenhänge nachzuvollziehen.

Eine der wohl bedeutendsten Herz-Kreislauf-Erkrankungen unserer modernen Zivilisation ist die Arteriosklerose, umgangssprachlich auch als ‚Arterienverkalkung' bezeichnet. In München haben mir tatsächlich schon mehrere Leute erklärt, sie würden das dortige Leitungswasser nicht trinken, weil dieses so kalkhaltig sei, was wiederum die Arterien ‚verkalken' würde. Das zeigt, dass die Bezeichnung ‚Arterienverkalkung' ganz schön irreführend ist. In Wahrheit hat Arteriosklerose nämlich rein gar nichts mit der Aufnahme von Kalk über Wasser oder Nahrung zu tun. Sie können also weiterhin bedenkenlos kalkhaltiges Leitungswasser trinken. Ihre Knochen werden Ihnen diese hohe Versorgung mit Kalzium sogar danken! In Wirklichkeit entsteht Arteriosklerose nämlich primär durch eine Ablagerung von Blutfetten und Blutgerinnseln in den Schlagadern (strenggenommen wird dabei tatsächlich auch ein klein wenig Kalk eingelagert). Führende Wissenschaftler gehen heute davon aus, dass das Cholesterin im Blut ein entscheidender Risikofaktor für die Entstehung dieser nicht selten tödlichen Ablagerungen ist. Allerdings sind die Experten heute überwiegend der Ansicht, dass weniger das Gesamtcholesterin der entscheidende Faktor ist, sondern viel mehr das Verhältnis zweier Stoffe, sogenannter Lipoproteine, die für dessen Transport verantwortlich sind. Sicher haben Sie die Abkürzungen HDL (High Density Lipoprotein) und LDL (Low Density Lipoprotein) schon einmal gehört. Diese werden häufig auch als ‚gutes' und ‚schlechtes' Cholesterin bezeichnet. Kurz gesagt ist das LDL für den Transport von Cholesterin aus der Leber in die Gefäße und das HDL für deren Transport zurück in die Leber verantwortlich. Es handelt sich also quasi um zwei Gegenspieler im Cholesterinstoffwechsel. Als ich kürzlich den Vortrag eines renommierten deutschen Herzchirurgen besuchte, erklärte dieser, dass weder Gesamtcholesterin, noch LDL die zentralen Anhaltspunkte für das Risiko einer Arteriosklerose seien. Vielmehr, so sagte er, sei der HDL-Wert der entscheidende Marker für das Risiko diese Krankheit zu bekommen. Je höher das HDL, desto geringer Ihr Risiko. Ein weiterer wichtiger Parameter im Zusammenspiel der Blutfette sind die sogenannten Triglyceride, die, wenn sie erhöht sind, ebenfalls das Risiko von Thrombosen und Arteriosklerose steigern. Das gilt insbesondere in Kombination mit einem hohen LDL-Spiegel.

Das soll als kleiner Ausflug in die medizinischen Zusammenhänge auch schon reichen. Viel spannender ist ja ohnehin, welche Auswirkungen das Kurzzeitfasten denn nun auf die gerade betrachteten Parameter hat. Eine durchaus überraschende Erkenntnis lieferte ein Forscherteam um Monica Klempel von der University of Illinois in Chicago. Sie konnten nachweisen, dass durch intermittierendes Fasten, selbst bei einer besonders fettreichen Ernährung, eine Senkung der ungesunden LDL- und Triglycerid-Werte erreicht werden kann.[34] In einer weiteren am Menschen durchgeführten Studie konnten sie diesen Effekt durch die Erweiterung um körperliche Betätigung noch verstärken und auch eine Erhöhung des gesunden HDL-Cholesterins bewirken.[35] Bei Moslems während des Ramadans konnte sogar eine Senkung des LDL um bis zu 55 % sowie eine Erhöhung des HDL um 40 % beobachtet werden. Und das, obwohl die Kalorienaufnahme der untersuchten Personen während der Fastenzeit sogar höher war als davor und danach![36]

Damit hätten Sie schon mal einen wesentlichen Risikofaktor für Herz-Kreislauf-Erkrankungen entschärft. Zusätzlich kann sich Kurzzeitfasten auch positiv auf den Blutdruck und die Herzfrequenz auswirken. Das legen zumindest Studien an Ratten Nahe.[37] Ähnliche Beobachtungen an mir selbst und sogar an Personen, deren Bluthochdruck die Einnahme von Medikamenten erforderte, bestätigen diese Ergebnisse. Eine mögliche Ursache ist, dass durch das Kurzzeitfasten der Anstieg von Stresshormonen in stressigen Situationen deutlich vermindert wird.[38]

Was aber, wenn trotz aller guten Maßnahmen zur Vorbeugung doch ein Herzinfarkt eintritt oder ein Herzfehler vielleicht bereits besteht? Kurzzeitfasten hat in Experimenten nicht nur Effekte gezeigt, die die Entstehung eines Herzinfarkts hemmen, sondern auch solche, die dessen Auswirkungen im Eintrittsfall deutlich abmildern.[39] In einer konkreten Studie wurde bei Ratten mittels Operation künstlich ein chronischer Herzfehler erzeugt. Zwei Wochen nach dem Eingriff wurde eine Hälfte der Tiere in Fastenzyklen, die andere ganz normal gefüttert. Anschließend wurde verfolgt, wie hoch die Überlebensraten in beiden Gruppen nach weiteren 6 Wochen ausfielen. Waren von den normal ernährten Ratten gerade noch 23 % am Leben, so waren es bei denen, die nach der OP auf Kurzzeitfasten umgestellt wurden, sagenhafte 90 %. Ein vermuteter Grund lag bereits darin, dass diese Tiere durch ihre Ernährung ein vorteilhafteres Verhältnis von Körper- zu Herzgewicht aufwiesen. Eine Untersuchung des Herzgewebes machte jedoch darüber hinaus deutlich, dass bei diesen Tieren auch diverse chemische und biologische Faktoren, die sich positiv auf die Herzfunktion auswirken, im Vergleich zur Kontrollgruppe deutlich verbessert waren.[40] Und das Beste ist: diese Aussage gilt nicht nur für Ihr Herz, sondern auch für Ihr Gehirn. Denn eine andere Studie hat herausgefunden, dass genau dieselbe Kombination aus vorbeugendem Schutz und Schadensbegrenzung auch für Schlaganfälle gilt.[41]

4.5.4 – Gehirn

Neben diesem gerade erwähnten Schutz sowohl vor dem Eintritt, als auch vor den Auswirkungen eines Schlaganfalls, gibt es noch weitere Effekte, mit denen Sie Ihre grauen Zellen durch die Anwendung des Kurzzeitfastens schützen können. So verbessert sich die Widerstandsfähigkeit der Nervenzellen gegen eine ganze Vielzahl möglicher Schädigungen, wodurch sich höchstwahrscheinlich auch das Risiko an Alzheimer und Parkinson zu erkranken verringert. Michael Anson und seine Kollegen kommen zu dem Ergebnis, „dass Ratten und Mäuse, die intermittierendem Fasten unterlagen, eine erhöhte Resistenz der Neuronen im Gehirn gegenüber Schädigungen aufwiesen, die beim Menschen zu verschiedenen neurologischen Fehlfunktionen, darunter Epilepsie und Schlaganfall führen.“ Dabei stellte sich das Kurzzeitfasten insbesondere auch gegenüber einer einfachen Kalorienreduktion als überlegen heraus - und das unabhängig von der zugeführten Kalorienmenge.[42]

Selbst die Auswirkungen einer künstlich herbeigeführten Schädigung des Gehirns durch die gezielte Injektion von Giftstoffen konnte durch die Anwendung eines täglich wechselnden Fastenzyklus massiv verringert werden.[43]

4.5.5 – Krebs

Genetisch betrachtet habe ich wirklich großes Glück. In meinem direkten familiären Umfeld ist Krebs kein Thema und weder bei meinen Eltern, noch bei meinen Großeltern oder jemandem meiner nahen Verwandten wurde bisher ein bösartiger Tumor festgestellt. Trotzdem war und ist Krebs für mich bis heute ein äußerst beunruhigender Gedanke. Das mag eventuell auch daran liegen, dass ich zumindest eine leichte hypochondrische Veranlagung habe - möglicherweise eine Nebenwirkung, die auftritt, wenn man sich ständig mit dem Thema Gesundheit beschäftigt und die mir schon so manches Mal den Spott meiner Arbeitskollegen eingebracht hat. Das ändert aber leider nichts daran, dass Krebs trotz aller medizinischen Fortschritte nach wie vor eine sehr reale und sogar zunehmende Bedrohung ist. Dabei gab es auch in meinem Umfeld schon so manchen traurigen Fall, in dem diese erschütternde und leider teilweise auch endgültige Diagnose gestellt wurde. Ich bin mir sicher, viele von Ihnen mussten bereits ähnliche Erfahrungen machen. So können Sie wahrscheinlich gut nachvollziehen, dass die Informationen, die ich Ihnen in diesem Kapitel vorstellen werde, einen sehr wesentlichen Einfluss darauf hatten, dass ich selbst mit dem Kurzzeitfasten begonnen und es bis heute so konsequent umgesetzt habe.

Als wir uns mit den Vorteilen des Schlankseins auseinandergesetzt haben, hatte ich bereits kurz angerissen, wie Tumore grundsätzlich entstehen. Der Grundstein ist eine schädliche Veränderung in der DNA, dem Erbgut einer Zelle. Teilt sich diese ‚defekte' Zelle daraufhin, so wird der entstandene Fehler quasi fortgeschrieben und es kann zur Tumorbildung kommen. In diesem Schema finden wir bereits zwei konkrete Ansatzpunkte, wie das Kurzzeitfasten der Entstehung von Krebs vorbeugen kann. Nämlich einerseits durch einen Schutz der DNA vor bösartiger Veränderung und andererseits durch eine Reduktion der Teilungsrate von Zellen, wie wir sie schon weiter vorne im Buch kennen gelernt haben. Ein dritter von Wissenschaftlern beschriebener Mechanismus, der sich durch das Fasten ausnutzen lässt, ist der, dass Krebszellen stärker als andere Zellen auf eine dauerhafte Versorgung mit Glukose angewiesen sind.[44]

Die Studie von Elaine Hsieh und Kollegen, in der sie zu dem Ergebnis kamen, dass eine Kalorienrestriktion von 33 % das Krebsrisiko bei Mäusen senkt, hatte ich Ihnen ja bereits vorgestellt. Was ich Ihnen an der Stelle aber noch nicht verraten hatte war, dass die Wissenschaftler eine dritte Gruppe von Mäusen intermittierend fasten ließen und deren Gesamtkalorienmenge nicht um ein Drittel, sondern lediglich um 5 % reduzierten. Auch bei diesen Tieren konnte ein signifikanter Schutz vor Tumorbildung beobachtet werden. Auf die menschliche Ernährung übertragen entspricht eine Verringerung der Energiezufuhr um 5 % übrigens gerade einmal gut 100 Kalorien am Tag. „Es lässt sich also auch mit sehr wenig Verzicht ein äußerst positives Ergebnis erzielen", so das Fazit der Forscher.[45]

Die Leiter einer anderen Studie gingen noch einen Schritt weiter und wollten herausfinden, ob dieser Effekt auch dann noch bestehen bleibt, wenn während einer 24-stündigen Fastenphase nicht komplett, sondern nur teilweise auf die Kalorienaufnahme verzichtet wird. Dabei kamen Sie zu dem überraschenden Ergebnis, dass es keinen signifikanten Unterschied macht, ob man eine allgemeine Kalorienreduktion vornimmt, am Fastentag gar keine Nahrung zuführt oder diese auf 15 % des eigentlichen Tagesbedarfs reduziert. Allerdings wurde diese Kalorienmenge von 15 % des Tagesbedarfs am Fastentag als Obergrenze für den Erhalt der vollen Wirksamkeit ermittelt.[46]

Die prophylaktische Wirkung des Kurzzeitfastens lässt sich also auch in Bezug auf Krebs als durchaus bemerkenswert bezeichnen und wurde für eine ganze Fülle von Gewebearten nachgewiesen.[47] Wie aber sieht es aus, wenn die Ratten bereits einen künstlich erzeugten Tumor haben und erst dann auf diese Ernährungsform umgestellt werden? Nicht minder beeindruckend: In einer Studie wurden bei den Versuchstieren gezielt Tumore erzeugt. Von 24 Ratten hatten in der Fastengruppe nach 9 Tagen immerhin 16 überlebt, während es in der normal ernährten Kontrollgruppe gerade einmal 5 Tiere waren. Nach 10 Tagen waren dann noch 12, respektive 3 der Ratten am Leben.[48]

Bei all den positiven Eigenschaften, die das intermittierende Fasten in Bezug auf Krebs-Prävention und -Hemmung aufweist, möchte ich zu guter Letzt aber auch noch eine Lanze für die sportliche Betätigung brechen. Denn es konnte auch nachgewiesen werden, dass Ratten, die sich kaum bewegen, eine mehr als doppelt so hohe Anfälligkeit für bestimmte Darm-Tumore haben, wie jene, die regelmäßig im Laufrad unterwegs sind.[49]

4.6 – Einfluss auf das Körpergewicht

Wie Sie gesehen haben, sind die gesundheitlichen Effekte des in diesem Buch vorgestellten Konzepts durchaus beachtlich. Ich nehme aber an, dass die Mehrheit von Ihnen sich für diese Lektüre entschieden hat, weil Sie nach einem effektiven und vor allem langfristigen Weg suchen, Fett abzunehmen. Also dann, werfen wir einen Blick darauf, was das Kurzzeitfasten in Bezug auf diesen Aspekt leisten kann.

Es wird Sie, nach allem, was Sie bisher gelesen haben, wohl kaum überraschen, dass intermittierendes Fasten in der Wissenschaft grundsätzlich als „valide Option zur Gewichtsreduktion bei gleichzeitiger Reduktion gesundheitlicher Risikofaktoren"[50] angesehen wird. Leider bedeutet Gewichtsverlust aber nicht immer gleich Fettabbau. Möchte man beurteilen, ob eine Ernährungsform besonders gut zum Abnehmen geeignet ist, so ist die effektive Fettverbrennung bei bestmöglichem Erhalt der Muskelmasse die wirklich entscheidende Messgröße. Erfreulicherweise bietet Ihnen das hier vorgestellte Konzept, wie schon beim Vergleich mit den klassischen Diäten erwähnt, genau in diesem Aspekt deutliche Vorteile. Messbar wird dies beispielsweise durch die ebenfalls in diesem Zusammenhang geschilderten Beobachtungen zum Anstieg der zellschützenden Ketonkörper. Wir erinnern uns: Diese entstehen dann, wenn unser Organismus, anstatt Glukose (also Blutzucker) sein Körperfett als Treibstoff für die Energieversorgung heranzieht. Dieses deutliche Indiz lässt sich auch anhand weiterer Studien untermauern. So konnte in einer Untersuchung an normalgewichtigen Menschen festgestellt werden, dass nach drei Wochen des Kurzzeitfastens die Fettverbrennung von 64 g pro 24 Stunden auf 101 g im gleichen Zeitraum anstieg. Gleichzeitig sank die

Energiebereitstellung durch Glukose von 175 g auf 81 g in 24 Stunden. So verloren die Teilnehmer im Schnitt 2,5 % ihres Körpergewichts, allerdings 4 % ihres Körperfetts.[51] Noch beeindruckender fällt der Effekt bei Übergewichtigen aus. So lautete das wirklich bemerkenswerte Ergebnis eines anderen wissenschaftlichen Versuchs, dass die stark adipösen Teilnehmer im Laufe von 8 Wochen Kurzzeitfasten durchschnittlich etwa 5 kg Körperfett abnahmen, während die Muskelmaße komplett unverändert blieb. Das führte bei den Probanden zu einem um mehr als 7 cm verringerten Hüftumfang.[52] Da waren nach der Studie wohl neue Hosen fällig…

5 – Ihr individueller Weg zu einem schlankeren, gesünderen Leben

5.1 – Den ersten Schritt gehen

Ich hoffe, dass die vorangegangenen Kapitel die erwartete Wirkung hatten und Sie an dieser Stelle ähnlich begeistert und motiviert sind, wie ich es war, als ich diese Informationen zum ersten Mal entdeckte. Von hier ist es jetzt nur noch ein kleiner Schritt, bis Sie selbst in den Genuss all dieser geschilderten Effekte kommen können. Aber so klein dieser erste Schritt auch sein mag, so groß und schwierig mag er manch einem momentan noch erscheinen. Zumindest ist „das könnte ich nie“ die mit Abstand häufigste Aussage, die ich höre, wenn ich jemandem von meinen Ernährungsgewohnheiten berichte. Denn viele Menschen haben schon selbst erlebt, wie unbändiger Hunger, Gereiztheit, Antriebslosigkeit und sogar Kreislaufprobleme selbst dann auftraten, wenn sie nur eine geringfügig längere Zeitspanne auf Nahrung verzichten mussten. Dabei sprechen wir hier noch längst nicht von einem ganzen Tag. Mit diesen negativen Erfahrungen im Hinterkopf ist es kein Wunder, dass so manchem schon allein beim Gedanken an bis zu 24 stündige Fastenzyklen schwindelig, wenn nicht gleich schwarz vor Augen wird. Dabei ist Fasten für Ihren Organismus keineswegs eine Qual. Ganz im Gegenteil! Es treten viele gesunde und zellschützende Effekte gerade in den Zeiten auf, in denen der Körper keine externe Nahrung zur Verfügung hat. Sie sind also grundsätzlich problemlos in der Lage, selbst deutlich längere Zeit ohne externe Energiezufuhr wunderbar zu funktionieren. Genauso wie Sie ‚grundsätzlich' in der Lage sind, einen Marathon, ja selbst deutlich längere Strecken, zu laufen. Allerdings wäre es den meisten von Ihnen wahrscheinlich nicht möglich, sich mal eben die Laufschuhe zu schnüren und 50 km joggen zu gehen. Schließlich ist unser Körper extrem gut darin, sich und seine Leistungsfähigkeit den jeweiligen Erfordernissen anzupassen. Es ist also völlig normal, dass jemand, der seinen Organismus ein Leben lang mit einer permanenten Zufuhr an Nahrung versorgt hat, keinen Stoffwechsel besitzt, der auf die Bereitstellung von Energie aus Körperfett optimiert ist. Sie sollten also nicht den Fehler machen und von jetzt auf gleich versuchen einen ganzen Tag auf Kalorien zu verzichten. Zwar mag das mit genug Disziplin durchaus funktionieren, aber ich bin mir ziemlich sicher, dass es keine besonders angenehme erste Erfahrung mit dem Kurzzeitfasten für Sie würde. Es gilt also das gleiche Prinzip wie beim Sport: Geben Sie Ihrem Körper etwas Zeit, sich an die neue Belastung zu gewöhnen. Dies geht beim Fasten zum Glück deutlich schneller und mit weniger Aufwand, als es bei der Vorbereitung auf einen Marathon der Fall wäre. Schon in wenigen Wochen werden Sie feststellen, dass Sie selbst nach 16, 20 oder gar 24 Stunden ganz ohne Nahrung immer noch geistig sowie körperlich leistungsfähig und weit entfernt von dem sind, was gemeinhin als ‚Unterzuckerung' bezeichnet wird.

Bevor wir als nächstes in die Schrittweise Umsetzung einsteigen, möchte ich Sie noch kurz damit vertraut machen, welche sonstigen Veränderungen Sie in den nächsten Wochen an sich beobachten können: So werden Sie eine neue und ungeahnte Freiheit kennen lernen. Nämlich die Freiheit, selbst zu entscheiden, wann, wo und was Sie essen. Denn das Konzept, das ich Ihnen vorstelle, bietet Ihnen nicht nur eine herausragende Flexibilität, es bietet Ihnen auch Kontrolle. Sie werden lernen, dass das, was Sie bisher als Hunger kannten und was meist unweigerlich dazu führte, dass Sie sich schnellstmöglich etwas Essbares besorgen mussten, in den meisten Fällen gar kein ‚körperlicher' Hunger, sondern nur Appetit beziehungsweise die Sucht Ihres Gehirns nach Zucker war. Sie werden lernen, dass dieses Verlangen sich mit ein wenig Übung ganz einfach ausblenden lässt und Ihr Gehirn auch über die Fettreserven des Körpers versorgt werden kann. Sie werden somit wieder selbst Herr darüber, wann und wo Sie essen wollen. Sie sind unterwegs und es gibt nichts, was Ihnen so wirklich schmecken würde? Oder die Speisen sind – wie zum Beispiel auf Flughäfen, Bahnhöfen oder Messen – im Verhältnis zur gebotenen Qualität unwahrscheinlich teuer? Na, dann ist die Lösung für Sie in Zukunft denkbar einfach: Sie essen einfach eine Weile nichts und freuen sich dafür umso mehr auf die nächste richtig leckere, hochwertige Mahlzeit, die Sie dann umso mehr genießen werden. Ohnehin werden Sie schnell ein deutlich feineres Gespür dafür entwickeln, welche Gerichte Sie mit neuer Energie versorgen und wovon Sie sich eher unangenehm voll und träge fühlen. Das führt bei vielen Anhängern dieses Konzepts dazu, dass Sie schon nach wenigen Wochen ganz ohne Zwang und feste Vorgaben anfangen, sich gesünder und ausgewogener zu ernähren. In jedem Fall werden Sie in Zukunft, je nachdem, wie es gerade in Ihren Tagesplan passt, deutlich flexibler über Ihre Nahrungsauswahl und Ihren Essensrhythmus bestimmen können. Zeigen Sie mir eine andere Diät, die Ihnen eine solche Freiheit schenkt. Normalerweise ist doch eher das Gegenteil der Fall, oder?

Obwohl Sie regelmäßig auf Nahrung verzichten werden, sollten Sie bald noch einen anderen positiven Effekt an sich beobachten können: Sie werden selbst in den Fastenphasen fit und energiegeladen sein, sich ausgesprochen gut konzentrieren können und dabei auch trotz gelegentlichen Hungers besser gelaunt und entspannter durch den Tag gehen, als Sie das je für möglich gehalten hätten. Sie können mir glauben, dass ich – und das ist bei den tausenden anderen

Anhängern des Kurzzeitfastens sicher nicht anders - dieses Konzept nie im Leben so konstant durchziehen würde, wenn ich negative Auswirkungen auf meine Leistungsfähigkeit oder Stimmung festgestellt hätte. Sie brauchen sich also wirklich keine Gedanken machen, ob Sie auch nach 16 Stunden Fasten noch spontan zum Tennis, Walken oder Yoga gehen können. Denn das können Sie und die Leistung, die Sie dabei abrufen können, dürfte Sie durchaus überraschen. Achten Sie lediglich darauf, kein dauerhaftes, übermäßiges Kaloriendefizit entstehen zu lassen, denn das würde wieder zu ähnlichen negativen Effekten führen, wie Sie sie von klassischen Diäten kennen.

Auf den Punkt gebracht:

- Ihr Körper ist kein Auto. Sie müssen ihn nicht permanent mit extern zugeführter Energie versorgen.

- Kurzzeitfasten will gelernt sein und braucht Zeit, damit sich der Stoffwechsel an die neue Ernährungsweise anpassen kann.

- Wenn Sie langsam und schrittweise vorgehen, werden die Nebenwirkungen, die Sie bisher von Hungerphasen kannten, ausbleiben und Sie werden schnell Fortschritte machen.

- Beim Kurzzeitfasten können Sie jenseits von Gesundheit und Gewichtsreduktion noch folgende positive Wirkungen bei sich beobachten:

    - Sie gewinnen persönliche Freiheit, weil Sie nicht mehr ständig für Nahrungszufuhr sorgen müssen. Sie entscheiden wann und was Sie essen.

- Sie bekommen ein besseres Gespür dafür, welche Auswirkungen bestimmte Nahrungsmittel auf Sie haben.
- Sie werden weiterhin mehr als genug Energie für all Ihre täglichen Aktivitäten und noch mehr haben.

5.2 – Die Aufwärm-Phase

In Ihrem Körper tragen Sie die Mahlzeiten mehrerer Tage, ja sogar Wochen in Form von Fettzellen mit sich herum. Bitte verstehen Sie das jetzt nicht als negative Anspielung auf Ihre Figur, denn diese Aussage stimmt selbst für eher schlanke Menschen und soll lediglich verdeutlichen, dass wir nicht so abhängig von einer permanenten externen Nahrungszufuhr sind, wie wir oft glauben. Das Problem ist nur, dass der Körper der meisten modernen Menschen nicht mehr in der Lage ist, diese immensen Vorräte auch ökonomisch abzurufen. Sie müssen diese Fähigkeit quasi von neuem ‚erlernen'.

Daher geht auf den nächsten Seiten darum, wie Sie Ihren Einstieg in das intermittierende Fasten besonders angenehm und schonend gestalten können. Sie werden im Kapitel über meine eigenen Erfahrungen noch lesen, dass ich die Umstellung auf 16-stündige Fastenzyklen von heute auf morgen vorgenommen habe und selbst bei dieser kürzesten Variante zunächst mit deutlichen Nebenwirkungen zu kämpfen hatte. Daher empfehle ich aus eigener Erfahrung einen langsamen Einstieg in die Welt des Kurzzeitfastens. Es gibt aber durchaus Menschen, die einen Sprung ins kalte Wasser brauchen, wenn es darum geht, eine neue Herausforderung anzupacken. Für diese Menschen mag es durchaus sinnvoll sein, mit einer 24-stündigen Fastenphase zu beginnen, um sich zu beweisen, dass Ihr Körper tatsächlich auch längere Zeit ohne Nahrung auskommen kann. Wenn Sie zu dieser Gruppe gehören, empfehle ich Ihnen, dass Sie sich dazu einen Tag aussuchen, an dem Sie gut beschäftigt und idealerweise auch viel in Bewegung sind, ohne geistig oder körperlich besonders stark gefordert zu sein. Ein Sonntag mit der Familie im Zoo bietet beispielsweise ideale

Rahmenbedingungen. Je nachdem, was Ihnen angenehmer erscheint, nehmen Sie dann entweder am Vorabend Ihre letzte Mahlzeit zu sich und essen am Ende Ihres ersten Fastentages wieder zu Abend oder Sie frühstücken noch ausgiebig und essen erst am nächsten Morgen wieder etwas. Wie gesagt, das ist der harte Einstieg ins Thema und ich rate Ihnen eher zu einer sanfteren Herangehensweise. Dabei sollte es zunächst Ihr Ziel sein, einfach die aktuell vorhandenen Abstände zwischen Ihren Mahlzeiten schrittweise auszudehnen oder tatsächlich auch zu solchen zu machen. Damit meine ich, dass Sie einmal bewusst darauf achten sollten, was Sie so abseits Ihrer Hauptmahlzeiten als ‚Überbrückungs-Snacks' zu sich nehmen, beziehungsweise wann Sie nur aufgrund von Appetit essen. Schon allein durch diese Übung werden Sie ein besseres Gefühl dafür bekommen, was Hunger und was Appetit ist und ihre eigentlichen Mahlzeiten mit mehr Genuss zu sich nehmen. Denn schon heute ist es so, dass Sie jeden Tag kurze Fastenzyklen durchlaufen, die in Abhängigkeit von Ihrer Ernährungsweise mehr oder weniger ausgeprägt sind. Wahrscheinlich sind dabei die Pausen zwischen Frühstück und Mittagessen sowie Mittag- zum Abendessen eher kürzer, während jene zwischen Abendessen und Frühstück eher etwas länger ausfallen. Diese Tatsache können Sie ausnutzen, wenn es darum geht, Ihren Körper gezielt hin zu einem, auf eigene Vorräte ausgelegten, Fett-Stoffwechsel zu trainieren. Beginnen Sie ganz einfach damit, Ihre erste Mahlzeit des Tages Schritt für Schritt ein wenig nach hinten zu verschieben. Diesen Effekt können Sie noch verstärken, indem Sie zusätzlich etwas früher zu Abend essen. Zumindest bei mir ist der Hunger morgens in der Regel nicht größer, wenn ich längere Zeit vor dem Zubettgehen nichts mehr gegessen habe. Der Schlaf wirkt wie eine Art Reset-Schalter, der meinen morgendlichen Appetit auf ein stets ähnliches Niveau zurücksetzt. Wenn das bei Ihnen auch der Fall sein sollte, ist der Trick mit dem früheren Abendessen (Sie brauchen dabei keineswegs hungrig ins Bett zu gehen), sehr hilfreich, um die

Fastenphasen Ihres Körpers zusätzlich zu verlängern. Mit diesen beiden einfachen Schritten sollten Sie sehr schnell in der Lage sein, über die Nacht einen zusammenhängenden Zeitraum von 14 Stunden (also z.B. zwischen 19 Uhr abends und 9 Uhr morgens) zu erreichen, in dem Sie keine Kalorien zu sich nehmen.

„Keine Kalorien" ist ein sehr wichtiges Stichwort, denn das ist wirklich der absolut entscheidende Erfolgsfaktor dieses Konzepts. Wenn ich von Fastenzeiten ohne Nahrungsaufnahme schreibe, dann meint dies auch einen vollständigen Verzicht auf kalorienhaltige Getränke, wozu beispielsweise auch Kaffee mit Milch zählt. Strenggenommen hat auch schwarzer Kaffee noch Kalorien, aber wer es gar nicht ohne aushält, der sollte auf diese Minimalvariante zurückgreifen. Selbstverständlich haben auch Bonbons, viele Kaugummis etc. einen Nährwert und würden daher den gewünschten Effekten entgegenstehen. Sie sollten also in den Fastenzeiten wirklich sehr genau darauf achten, was Sie zu sich nehmen und Ihre Getränkeauswahl auf Wasser und ungesüßten Tee beschränken. Light-Getränke sind zwar nahezu kalorienfrei, können aufgrund ihres süßen Geschmacks aber für verstärkte Hungergefühle sorgen und sind auch aus gesundheitlicher Sicht höchst umstritten.

Abseits der oben beschriebenen Schritte, sollten Sie gerade in dieser Phase des Konzepts keine zusätzlichen Beschränkungen bei Ihren Hauptmahlzeiten vornehmen. Sonst kann es schnell sein, dass Sie gleich zu Beginn in ein allgemeines Kaloriendefizit rutschen und permanent Hunger haben. Genau das wollen wir mit diesem Konzept ja vermeiden. Essen Sie sich also ruhig regelmäßig satt; erwarten Sie an dieser Stelle aber auch noch keinen Gewichtsverlust. Kurzzeitfasten ist keine Diät, mit der Sie innerhalb von zwei Wochen Ihre Bikini-Figur erreichen, sondern eine Ernährungsform, mit der Sie für den Rest Ihres Lebens schlank bleiben können, ohne je wieder Kalorien zu zählen. Allerdings sei an dieser Stelle auch erwähnt, dass alles seine Grenzen hat. Wer seine Kalorienaufnahme im Rahmen dieser Ernährung im Vergleich zu früher noch steigert, der mag durch das Kurzzeitfasten zwar die eigentlich fällige Gewichtszunahme verringern oder gar vermeiden, Abnehmen ist ab einem bestimmten Punkt aber nicht mehr drin. Das richtige Maß werden Sie schnell selbst herausfinden und dabei feststellen, dass dieses noch weit im Bereich des ‚ich kann mich problemlos satt essen' liegt.

Apropos richtiges Maß: Haben Sie auch schon den ein oder anderen Abnehmversuch mit exzessivem Sportprogramm und radikaler Ernährungsumstellung hinter sich? Das funktioniert in den ersten Wochen immer ganz hervorragend, wird aber fast nie auf Dauer durchgehalten und führt stattdessen bald zu Frust und dem Abbruch des ganzen Vorhabens. Deshalb ist meine dringende Empfehlung, wenn Sie mit dem Kurzzeitfasten starten, dass Sie auf keinen Fall versuchen sollten, alle Aspekte Ihres Lebensstils auf einmal zu ändern. Fangen Sie mit den Fastenzyklen an und finden Sie einen Rhythmus, den Sie auch langfristig gut umsetzen können. Wenn das funktioniert und Sie eine gewisse Routine erlangt haben, können Sie durch fortlaufende moderate Verbesserungen der Ernährung und gelegentlichen Sport zusätzlich zu Ihrem Erfolg beitragen.

Um sich die Gewöhnung an Phasen ohne externe Nahrungszufuhr zu erleichtern, empfehle ich Ihnen, die Fastenzeiten durch leichte Bewegung zu ergänzen. Damit meine ich kein richtiges Workout - zum Thema Training während des Fastens kommen wir später noch - sondern moderate körperliche Aktivität. Einerseits wird dadurch Ihr Fett-Stoffwechsel zusätzlich angeregt und andererseits ist das ein sehr bewährtes Mittel gegen Hungergefühle und eventuelle Kreislaufprobleme. Machen Sie beispielsweise einen kleinen Spaziergang oder, wenn Kreislauf und allgemeine Fitness das zulassen, ein paar Kniebeugen, Sit-Ups oder Liegestützen.

Es muss aber auch nicht immer Sport sein. Viel wichtiger ist, dass Sie die Fastenzeiten dazu nutzen, produktiv zu sein. Der sicherste Weg, sich hungrig, abgeschlagen und unzufrieden zu fühlen, ist der, während des Fastens untätig auf der Couch zu sitzen und die Uhr anzustarren. Nutzen Sie lieber die Tatsache, dass Ihr Körper gerade so gut wie keine Energie für die Verdauung abzweigt und die damit verbundene Klarheit im Kopf, um wichtige Dinge zu erledigen. Sie werden sehen, dass die Zeit dadurch wie im Flug vergeht.

Entscheidend ist auch, dass Sie viel trinken. Das bietet sich insbesondere dann an, wenn Sie gerade Appetit haben. Die Flüssigkeit füllt den Magen und das Aroma von ungesüßten Tees bietet Ihrem Geschmackssinn zumindest ein wenig Befriedigung. Besonders empfehlenswert sind grüne und weiße Tees, da diese viele Antioxidantien enthalten und schon für sich genommen sehr viele positive gesundheitliche Effekte mit sich bringen. Außerdem enthalten sie Koffein und sind daher in den Fastenphasen insbesondere für Kaffee-Junkies eine gute Alternative. Darüber hinaus enthält grüner und weißer Tee sekundäre Pflanzenstoffe, die den Kreislauf anregen und sogar die Fettverbrennung verbessern - also das perfekte Getränk zum Kurzzeitfasten. Wenn Sie sich für Studien und ein paar wissenschaftliche Hintergründe zu diesem bemerkenswerten Getränk interessieren, finden Sie am Ende dieses Buchs noch ein Bonus Kapitel mit ausführlicheren Informationen zu diesem Thema. Ganz unabhängig davon, ob Sie lieber Tee oder Wasser trinken, sollten Sie je nach Größe / Gewicht und körperlicher Aktivität auf mindestens zwei bis drei Liter am Tag kommen.

Die hohe Flexibilität des in diesem Buch präsentierten Konzepts hatte ich schon mehrfach erwähnt und in der Tat ist fast jede zeitliche Kombination aus Fasten- und Essenszeiten möglich. Allerdings geht man gemeinhin davon aus, dass 16 Stunden durchgängiges Fasten das Minimum darstellen, um einen spürbaren gesundheitlichen und gewichtsregulierenden Effekt zu erzielen. Dabei können Sie frei entscheiden, zu welcher Tages oder Nachtzeit Sie Ihre Fastenzyklen beginnen lassen. Das hängt letztlich stark von Ihrem individuellen Tagesrhythmus sowie von persönlichen Präferenzen ab. Manchen Menschen fällt es leichter morgens nichts zu essen, während andere kein Problem damit haben, mit leerem Magen ins Bett zu gehen. Mir persönlich und vielen Anhängern des Kurzzeitfastens aus meinem Umfeld, fällt es am leichtesten, den Fastenzyklus nach dem Abendessen zu beginnen. Grundsätzlich wird Ihnen das Fasten auf Dauer am besten gelingen, wenn Sie versuchen einen festen Rhythmus beizubehalten, denn Ihr Körper gewöhnt sich daran, zu welchen Zeiten es Essen gibt und bekommt dann automatisch Hunger.

Auf den nächsten Seiten möchte ich Ihnen nun drei Varianten aus dem grundsätzlichen Spektrum an Fastenintervallen vorstellen, deren Vor- und Nachteile diskutieren und Ihnen Anregungen zu deren Kombination geben. Dabei ist es mit dem Kurzzeitfasten wie beim Sport. Je länger Sie es praktizieren, desto besser werden Sie, da Ihr Körper sich zunehmend den an ihn gestellten Herausforderungen anpasst. Ähnlich wie im Sport, hängt auch hier die Geschwindigkeit Ihres Fortschritts davon ab, wie ehrgeizig Sie ‚trainieren'. So können zum Beispiel gelegentliche längere Fastenzyklen oder sportliche Betätigung im Fastenzustand dafür sorgen, dass Sie den später aufgezeigten Weg zur ‚Fasten-Meisterschaft' schneller beschreiten. Gleichzeitig ist es auch bei diesem Training so, dass Ihr Körper sich sehr effizient verhält und sich nur so weit anpasst, wie es auch wirklich erforderlich ist.

Dadurch wird sich jemand, der ausschließlich die 16/8 Variante praktiziert, zwar mit der Zeit immer besser an diesen Zyklus gewöhnen, aber trotzdem Schwierigkeiten mit längeren Fastenzeiten haben. Das ist in etwa so, wie bei jemandem, der regelmäßig 5 km joggen geht. Er wird in Bezug auf diese Herausforderung zwar immer besser, jedoch damit allein wahrscheinlich kein erfolgreicher Marathonläufer werden. Allerdings muss das für diese Personen ja auch gar nicht unbedingt erstrebenswert sein.

Auf den Punkt gebracht:

- Fangen Sie klein an, indem Sie auf Snacks verzichten und die Zeit zwischen Abendessen und Frühstück Schritt für Schritt verlängern.
- Keine Kalorien während der Fastenphase bedeutet auch wirklich absolut keine Kalorien – keine Milch im Kaffee, keine Bonbons, keine Kaugummis.
- Trinken Sie viel und regelmäßig. Aber nur Wasser und ungesüßte Tees. Halten Sie sich vor allem von Light-Getränken mit Süßstoffen fern.
- Versuchen Sie nicht auf einen Schlag Ihren gesamten Lebensstil umzukrempeln. Machen Sie stattdessen einen Schritt nach dem anderen und verbessern Sie Ihren Lebensstil langsam, aber stetig.
- Leichte Bewegung regt den Kreislauf an und hilft gegen Hungergefühle.
- Nutzen Sie die Fastenzeiten um produktiv zu sein

- Mittelfristig sollten Sie regelmäßige Fastenzeiten von mindestens 16 Stunden am Stück erreichen. Wie Sie diese legen bleibt dabei Ihnen überlassen, jedoch hilft es, einen konstanten Rhythmus zu entwickeln.

5.3 – Die Variante 16/8

Hierbei handelt es sich um jene Variante des Kurzzeitfastens, von der mir mein Freund Rainer ganz zu Beginn erzählt hatte. Es ist auch der Fastenzyklus, der in der Studie angewendet wurde, über die auf der Homepage der Fit for Fun berichtet wurde. Dabei bedeutet 16/8, dass Sie 16 Stunden am Tag fasten, während Sie acht Stunden am Tag frei Nahrung zuführen dürfen. Bedenkt man, dass die meisten von uns etwa sieben Stunden schlafen und es ohne weiteres schaffen dürften, mindestens vier Stunden vor dem Zubettgehen nichts mehr zu essen, ohne nachts Hunger zu bekommen, bleiben nur etwa vier bis fünf Stunden, in denen Sie wirklich auf Essen ‚verzichten' müssten. An dieser Rechnung erkennen Sie auch schon, warum es sich immer anbietet, die Schlafenszeit in die Fastenphase zu verlegen. Denn wenig überraschend, ist es im Schlaf immer noch am einfachsten nichts zu essen.

Im letzten Kapitel hatte ich Ihnen bereits beschrieben, wie Sie durch leichtes Verschieben von Frühstück und Abendessen recht problemlos auf 14 Fastenstunden kommen können. Meine Erfahrung ist, dass Sie die 16 Stunden mit dieser Taktik kaum noch schaffen werden, denn Frühstück, Mittag- und Abendessen in nur 8 Stunden unterzubringen ist durchaus ambitioniert. Erst recht, wenn Sie in dieser Zeit auch noch andere Dinge erledigen wollen. Von daher läuft es von hier an sehr wahrscheinlich darauf hinaus, dass Sie Ihren Essensrhythmus hin zu zwei Hauptmahlzeiten anpassen werden. Dabei ist das Mittagessen mit ziemlicher Sicherheit gesetzt und Sie müssen lediglich für sich herausfinden, ob Sie besser auf das Frühstück oder das Abendessen verzichten können. Für meine Frau und mich hat es sich als sehr praktikabel erwiesen, gegen 12 Uhr mittags die erste Mahlzeit des Tages zu uns zu nehmen. Das ist für uns die Zeit, wo es typischerweise mit den Kollegen in die Kantine geht. Die letzte Mahlzeit muss dann also acht Stunden später um 20 Uhr beendet sein. Das klappt in der Regel selbst dann, wenn man mal etwas länger im Büro bleibt.

Mit dieser Variante sollten Sie idealerweise dann beginnen, wenn Sie mit Hilfe der Mahlzeitenverschiebung bereits seit zwei bis drei Wochen erfolgreich auf Fastenzeiten von 14 Stunden kommen. Eventuelle anfängliche Nebenwirkungen wie Hunger, ein flaues Gefühl im Magen oder gar Übelkeit sowie leichte Kreislaufbeschwerden sollten sich bereits deutlich gebessert haben. Wenn Sie besonders sanft weitermachen möchten, könnten Sie zunächst damit beginnen, nur an einzelnen Tagen, beispielsweise am Wochenende, die Fastenzeit auf 16 Stunden zu erweitern. Dadurch, dass Sie an diesen Tagen häufig etwas länger schlafen, wird es Ihnen leichter fallen, für zwei zusätzliche Stunden auf Nahrung zu verzichten. Hingegen wird Ihnen dieser Rhythmus im Arbeitsalltag anfangs vielleicht noch nicht ganz so leicht fallen, wie die 14 Stunden Variante. Wie Sie anhand meiner eigenen Erfahrungen noch lesen werden, ist das keineswegs ungewöhnlich und es lohnt sich, trotzdem am Ball zu bleiben. Seien Sie einerseits nicht zu streng mit sich und akzeptieren Sie es, wenn Sie hin und wieder doch mal einen schlechten Tag haben, an dem Sie nicht auf die vollen 16 Stunden kommen. Erwarten Sie umgekehrt zu Beginn Ihrer Umstellung aber auch noch keine Wunder. Eine spürbare Wirkung wird sich erst einstellen, wenn Sie das Programm mit einer gewissen Konstanz verfolgen. Aber keine Sorge: Mit zunehmender Übung wird es Ihnen immer leichter fallen, die 16/8 Variante zu einem festen Bestandteil Ihrer täglichen Ernährung zu machen und spätestens dann sollten Sie erste Effekte auf der Waage feststellen und auch einige der übrigen positiven Auswirkungen bei sich beobachten können.

Meine Erfahrung hat übrigens gezeigt, dass man Abweichungen von der Fastenzeit ganz hervorragend am nächsten oder übernächsten Tag wieder ausgleichen kann. Nehmen wir an, Sie wollen auf die in dieser Variante vorgesehenen 16 Stunden kommen, sind aber abends noch zum Essen verabredet. Dadurch verschiebt sich Ihre letzte Mahlzeit zwei Stunden nach hinten. Geht es Ihnen so wie mir, ist Ihre erste Mahlzeit des Tages aber fest gesetzt, so dass Sie in diesem Fall nur auf 14 Stunden kämen. Dann können Sie dies ganz einfach ausgleichen, indem Sie - sofern machbar - Ihr nächstes Abendessen zwei Stunden vorverlegen und somit in der folgenden Fastenphase auf 18 Stunden kommen. Klappt das nicht, holen Sie es entweder am Wochenende nach oder kehren einfach wieder zu Ihrem Standard-Rhythmus zurück. Sie sollten vor allem versuchen, dass Sie möglichst dauerhaft auf die Fastenzeiten kommen, die Ihren persönlichen Ambitionen entsprechen und mit denen Sie die besten Erfahrungen machen. Einzelne Ausreißer spielen da, so lange sie sich nicht häufen, keine besonders große Rolle.

5.4 – Die Variante 18/6

Es gelingt Ihnen 16 Stunden am Stück auf Nahrung zu verzichten und die ersten positiven Effekte, die Sie auf diesem Weg erreicht haben, machen Ihnen Lust auf mehr? Dann sollten Sie einmal die Variante 18/6 ausprobieren. Aus meiner Sicht ist der 18-stündige Fastenrhythmus der Königsweg des intermittierenden Fastens. Denn in dieser Zeitspanne wird Ihr Organismus die positiven Effekte des Fastens verhältnismäßig lange ausschöpfen können. Gleichzeitig werden Sie deutlich weniger Hungergefühle haben, als es bei Zyklen von 24 Stunden der Fall ist und Sie werden weiterhin problemlos zwei Mahlzeiten am Tag unterbringen können. Von daher unterscheidet sich diese Variante weniger stark von der Vorherigen, als die 16/8 Variante von den 14 Stunden mit drei Hauptmahlzeiten aus der Startphase. Sie werden feststellen, dass dadurch auch der gefühlte Unterschied in Bezug auf die Schwierigkeit der Umsetzung geringer ausfällt, als zwischen den ersten Beiden.

So sehr ich diesen 18-stündigen Zyklus des Kurzzeitfastens auch empfehlen kann, passt er leider nicht wirklich zu meinem eigenen Arbeitsalltag. Unter der Woche ist das Mittagessen mit den Kollegen um 12 Uhr ein fixer Termin für mich. Gleichzeitig schaffe ich es nur in Ausnahmefällen so frühzeitig nach Hause, dass ich bis 18 Uhr mit dem Abendessen fertig bin. Sollte es Ihnen ähnlich gehen, heißt das aber nicht, dass Sie diese Variante gar nicht anwenden können. Denn glücklicherweise können Sie die unterschiedlichen Ausprägungen dieses Konzepts flexibel miteinander kombinieren. Daher mache ich es so, dass ich die 18 Stunden einfach am Wochenende einhalte und mich unter der Woche mit 16 Stunden zufrieden gebe. Mit diesem

‚Kompromiss' habe ich bisher wirklich erstaunliche Ergebnisse erzielen können.

Sollten Sie in der Lage sein, die 18 Stunden Fastenzeit auch unter der Woche in Ihren Alltag integrieren zu können und sich mit dieser Variante wohlfühlen, umso besser. Auch hier empfiehlt es sich, die Erweiterung zunächst am Wochenende vorzunehmen. Die längeren Schlafenszeiten bewirken für den Anfang eine nicht zu unterschätzende Erleichterung.

Am besten ist es, Sie probieren beide Varianten zunächst einige Wochen aus, bevor Sie sich entscheiden, was Ihnen besser liegt. So geben Sie Ihrem Körper hinreichend Zeit, den Stoffwechsel anzupassen, bevor Sie ein Urteil fällen. Es ist auch sehr gut möglich, dass Sie Ihre Entscheidung im Laufe der Zeit noch einmal revidieren. So werden Sie sich vielleicht nach der schrittweisen Eingewöhnung zunächst bis zur 18/6 Variante vortasten und diese so lange umsetzen, bis Sie Ihr Wunschgewicht erreicht haben. Dieses können Sie dann in aller Regel mit Hilfe der einfacheren 16/8 Variante mühelos halten. Das Schöne am Konzept des Kurzzeitfastens ist, dass es Ihnen einen flexiblen Baukasten liefert. Wie Sie die Steine am Ende zusammensetzen, bleibt Ihnen überlassen.

5.5 – Die 24 Stunden Variante

Bei dieser Ausprägung, die auch als ‚alternierendes Fasten' bezeichnet wird, handelt es sich um jene Methode des Kurzzeitfastens, die insbesondere in Studien mit Tieren am häufigsten Anwendung findet. Das könnte auch erklären, warum die Mehrheit der verfügbaren deutschsprachigen Ratgeber ausgerechnet auf diese Variante abzielt, obwohl ich persönlich sie für die langfristig ungeeignetste der drei vorgestellten Alternativen halte. Im englischsprachigen Raum wird dieses Konzept als „Every-Other-Day" (EOD) also „jeder-zweite-Tag" bezeichnet und findet auch dort eine vergleichsweise große Beachtung. Dieser Name beschreibt auch recht gut, wie das Prinzip funktioniert. Einer 24-stündigen Zeitspanne ohne Nahrungsaufnahme folgt eine identische Zeitspanne mit Nahrungsaufnahme. Das heißt, einen Tag essen Sie was Sie wollen, während Sie am nächsten Tag vollständig oder weitestgehend auf Nahrung verzichten. Dabei geht dieser Zyklus aber in der Regel nicht von 0 Uhr bis 0 Uhr. Stattdessen könnten Sie beispielsweise die letzte Mahlzeit vor der Fastenphase um 18 Uhr des einen Tages beenden und dürften dann das Fasten um 18 Uhr des nächsten Tages mit einem Abendessen beenden. Somit müssen Sie auch bei 24-stündigen Fastenzyklen keinen kompletten Tag ohne Mahlzeit auskommen. Trotzdem ist diese Variante durchaus anspruchsvoll. Wenn Sie aber ein wenig geübt in der dauerhaften Umsetzung der 18/6 Variante sind, wird Ihnen auch dieser Fastenzyklus nicht übermäßig schwerfallen. Wie gesagt, werden Sie überrascht sein, wie gut Ihr Körper derartige Zeitspannen auch ohne externe Energiezufuhr überbrücken kann. Trotzdem finde ich es schon allein aus sozialen Gesichtspunkten schwierig, diese Methode umzusetzen. Während es für die meisten kein großes Problem darstellt, eine Mahlzeit am Tag ausfallen zu lassen, so ist es sowohl im Berufs- als auch im Familienleben schon eine gewisse Herausforderung, jeden zweiten Tag für 24 Stunden auf geselliges Essen in der Gruppe zu verzichten.

Nichtsdestotrotz haben derartige Fastenzeiten nach meiner Erfahrung gerade bei der Wirkung auch ihr Gutes und lassen sich im Rahmen eines insgesamt flexiblen Gesamt-Konzeptes sinnvoll integrieren. Auch hier heißt das Zauberwort ‚Wochenende'. Beispielsweise habe ich in meiner Phase der Gewichtsreduktion jedes zweite Wochenende eine 24-stündige Fastenphase eingebaut. Dazu habe ich am Samstag bis 18 Uhr gegessen und dann das nächste Mal wieder am Sonntag um 18 Uhr. Da ich am Montag bereits um 12 Uhr wieder ein gemeinsames Mittagessen geplant hatte, war das Essenfenster am Sonntag mit zwei Stunden (18 bis 20 Uhr) natürlich recht kurz. Trotzdem habe ich es geschafft, insbesondere mit Hilfe großer Nachtisch-Portionen, in dieser kurzen Zeit um die 2.500 kcal zu verdrücken. Das klingt vielleicht nicht für jeden verlockend, tatsächlich hat es aber etwas überaus befriedigendes, wenn man alle zwei Wochen einfach mal völlig ungehemmt alles in sich hineinstopfen kann. Wann haben Sie sich das zuletzt ‚getraut'? Trotz dieser teilweise wirklich immensen Kalorienbomben, habe ich mit dieser Strategie sehr zügig an Gewicht verloren. Das war letztlich aber auch der Grund, warum ich nach einigen Monaten weitgehend aufgehört habe, solche langen Zeiträume zu fasten.

Übrigens müssen Sie sich bei Ihren sporadischen 24-stündigen Fastenzyklen natürlich keineswegs an meine konkreten Zeit-Beispiele halten. So kann es für Sie vielleicht einfacher sein, von 16 Uhr bis 16 Uhr zu fasten. Meist werden Sie bei dieser Aufteilung bis zum Abend noch nicht wieder richtig hungrig sein, insbesondere dann nicht, wenn Ihre letzte Mahlzeit üppig und reich an Proteinen war. Anschließend folgen einige Stunden Schlaf, an deren Ende Sie, wenn es Ihnen so geht wie mir, beim Hunger erst einmal wieder einen gewissen Reset erfahren haben. Von da an sind es dann nur noch ein paar Stunden, bis Sie wieder essen dürfen. Es lohnt sich also, auf der Suche nach den idealen Zeiten für Ihre Fastenzyklen, ein wenig zu experimentieren.

Wenn das alternierende Fasten für Sie trotz der höheren Schwierigkeit und gewisser sozialer Einschränkungen auch für die dauerhafte Umsetzung das richtige Konzept ist, dann haben Sie zwei Möglichkeiten, wie Sie vorgehen können. Eine Möglichkeit ist es, in der Fastenzeit, analog zu den vorherigen Varianten, komplett auf Kalorien zu verzichten. Auch dabei können Sie die Start- und Endzeiten des Fastentages entsprechend Ihrer persönlichen Präferenzen wählen. Wollen Sie täglich ausgiebig frühstücken, dann beginnen Sie die Fastenzeit beispielsweise um 9 Uhr und Sie können am nächsten Tag wieder ab 9 Uhr für 24 Stunden nach Belieben essen. Legen Sie mehr Wert auf ein tägliches Abendessen, so könnten Sie Ihren Zyklus beispielsweise immer um 18 Uhr starten lassen. In beiden Fällen gäbe es das Mittagessen und die jeweils zu Ihrer Auswahl komplementäre Mahlzeit immer nur an jedem zweiten Tag.

Bei der zweiten Umsetzungsmöglichkeit gehen Sie grundsätzlich genauso vor. Der Unterschied besteht jedoch darin, dass Sie auch während der Fastenperiode eine geringe Kalorienmenge von etwa 10 bis 20 % Ihres Tagesbedarfs zu sich nehmen. Wie Sie diese Energiezufuhr einteilen, bleibt dabei Ihnen überlassen. Allerdings würde ich empfehlen, bei der Nahrungsauswahl Proteinen den Vorzug zu geben. Sie bieten Ihnen im Verhältnis zu ihrem Nährwert die beste Sättigung und wirken sich im Gegensatz zu Kohlenhydraten weniger intensiv auf den Insulinspiegel aus. Dessen starker Anstieg würde nicht nur Ihre Fettverbrennung vorübergehend lahmlegen, sondern hätte kurze Zeit später auch ziemlichen Heißhunger zur Folge.

Auch wenn ich persönlich alternierendes Fasten zumindest auf lange Sicht für keinen besonders gangbaren Weg halte, so ist es trotzdem eine äußerst wirkungsvolle Variante des Kurzzeitfastens. Insbesondere dann, wenn Sie sich zwischendurch etwas schnellere Fortschritte beim Gewichtsverlust wünschen, können Sie diese Option also durchaus für einige Zeit in Erwägung ziehen. Alternativ können Sie aber schon durch die gelegentliche Einbindung 24-stündiger Fastenzyklen, zum Beispiel an Wochenenden, eine deutliche Beschleunigung Ihrer Diät-Erfolge bewirken. Wirklich erforderlich ist das aber nicht. So waren diese großen Zeitspannen meiner Frau, die sich gleich zu Beginn von meiner Begeisterung für das Kurzzeitfasten hat anstecken lassen, immer etwas zu viel des Guten. Im Gegensatz zu mir bleibt sie seit nun fast zwei Jahren bei der 16/8 Variante und verlängert nur selten mal am Wochenende auf 18 Stunden. Trotzdem bringt sie heute bei einer Körpergröße von 178 cm ein Gewicht von knapp 60 kg auf die Waage – und das, obwohl sie bei deutlich niedrigerem Sportpensum noch regelmäßiger als ich zu Chips und Schokolade greift. So wurde sie erst neulich wieder von einer neuen Kollegin gefragt, wie sie ständig im Büro Süßigkeiten essen und trotzdem so schlank bleiben kann. Dabei entspricht unser gesamter Speiseplan nicht gerade dem, was man als Empfehlung in einem Diät-Ratgeber finden würde. Trotzdem sind auch ihre Blutwerte absolut hervorragend.

5.6 – Ihr eigenes Kurzzeitfasten-Programm

Häufig bekomme ich die Frage gestellt, was denn nun die beste / effektivste Variante des Kurzzeitfastens sei. Aus heutiger wissenschaftlicher Sicht kann ich darauf nur eines mit Gewissheit antworten: „Es ist die Variante, die für Sie am besten passt und am leichtesten auch langfristig umzusetzen ist." Denn aussagekräftige Vergleichsstudien, in denen der Frage nach der besten Form des intermittierenden Fastens nachgegangen wird, gibt es aktuell noch nicht. Da das Interesse an dieser Ernährungsmethode, insbesondere bei amerikanischen Wissenschaftlern, in den letzten Jahren aber wieder deutlich zugenommen hat, nehme ich an, dass es spätestens in ein paar Jahren auch ganz konkrete Erkenntnisse zu den messbaren Vor- und Nachteilen unterschiedlich langer Fastenzyklen gibt. Sobald ich hierzu etwas Neues zu berichten weiß, werde ich Sie darüber selbstverständlich auch in meinem Blog informieren.

Bis dahin könnte ich natürlich versuchen, den ein oder anderen allgemeingültigen Zusammenhang in Richtung ‚länger ist besser' oder ‚lieber regelmäßig und kürzer fasten, als sporadisch und länger' zu formulieren. Sicherlich ließen sich auch eine ganze Menge ernährungsphysiologische Gründe herleiten, warum die eine oder andere Variante vorteilhaft sein dürfte. Allerdings ist der Körper so unglaublich komplex und jede unterstellte Wirkung kann durch unvorhersehbare gegenläufige Effekte mehr als kompensiert werden. Es wäre vermessen zu behaupten, ich könnte all diese möglichen Einflussfaktoren überschauen und rein auf Basis hypothetischer Überlegungen sinnvolle Schlussfolgerungen ableiten. Nicht umsonst beschränken sich die meisten Studien darauf, Beobachtungen zu formulieren und nur in den seltensten Fällen werden vage Vermutungen zu deren möglichen physiologischen Ursachen geäußert. Das ist für Sie aber auch nicht weiter relevant, denn was hilft es Ihnen zu wissen, dass 27,4 Stunden die ideale Fastendauer wären, wenn Sie diese nicht dauerhaft umsetzen können und dann nach kurzer Zeit frustriert aufgeben? Eines haben die bisher betrachteten Studien doch in jedem Fall gezeigt: Alle vorgestellten Varianten funktionieren. Von daher sind Sie an dieser Stelle als Ihr eigener Studienleiter gefragt. Fangen Sie klein an und tasten Sie sich schrittweise weiter voran. Beobachten Sie dabei die Auswirkungen unterschiedlich langen Fastens auf Ihre Laune, Ihre Leistungsfähigkeit, aufkommende Hungergefühle und natürlich Ihr Gewicht. Damit Ihre Ergebnisse auch aussagekräftig sind, ist es allerdings wichtig, dass Sie sich für jede Variante, die Sie ernsthaft in Erwägung ziehen, mindestens zwei Wochen Zeit nehmen.

Auf der Suche nach Ihrem idealen Kurzzeitfasten-Programm, müssen Sie natürlich nicht zwingend ein und dieselbe Variante als Dauerlösung praktizieren. In den letzten Kapiteln hatte ich Ihnen ja bereits Beispiele genannt, wie Sie die Fastendauer auch innerhalb einer Woche variieren können. Diese Wochenprogramme können Sie dann ebenfalls in verschiedenen Ausprägungen gegeneinander testen. Beispielsweise, indem Sie zunächst zwei Wochen lang von Montag bis Freitag 16 Stunden und von Samstag bis Sonntag 18 Stunden fasten. Als Vergleich könnten Sie dann zwei Wochen lang ausprobieren, wie es für Sie funktioniert, wenn Sie am Mittwoch, anstatt 16 für 18 Stunden und dafür von Samstag auf Sonntag für 24 Stunden fasten. Ich kenne sowohl Leute, die mit täglichem 16/8 erfolgreich sind, als auch solche, die nur zweimal pro Woche für 24 Stunden fasten und auch damit ihre Ziele erreichen. Ihrer Kreativität sind in dieser Hinsicht also keine Grenzen gesetzt. Wenn ein Ansatz für Sie zwar mit Blick auf die Umsetzbarkeit gut funktioniert, aber auch nach längerer Zeit nicht die gewünschten Ergebnisse bringt, sollten Sie sich gut überlegen, wie radikal Ihre Anpassungen sein müssen, um Erfolge zu erzielen. So dürfte es meist deutlich sinnvoller sein, Ihr realisierbares 16/8 Konzept mit einem 24-stündigen Fastentag zu ergänzen, anstatt gleich auf alternierendes Fasten mit ausschließlich 24-stündigen Zyklen umzusteigen. Solche radikalen Veränderungen führen nämlich häufig erst recht zu frustrierenden Erlebnissen und am Ende vielleicht dazu, dass Sie das Kurzzeitfasten komplett aufgeben, obwohl Ihnen vielleicht bereits eine kleine Anpassung zum Durchbruch verholfen hätte. Denken Sie auch immer daran, dass Sie keine Diät machen, bei der Sie in möglichst kurzer Zeit viel abnehmen wollen. Sie sind auf der Suche nach einem Ernährungsprogramm, mit dem Sie dauerhaft gesünder und schlanker werden, ohne sich je wieder Gedanken über Diäten und Kalorienzählen machen zu müssen. Von daher sollten Sie zuallererst herausfinden, mit welcher Fastendauer Sie sich auch dauerhaft wohlfühlen und nur in den seltenen Fällen, in denen Sie damit alleine nicht die gewünschten Ergebnisse erzielen, sollten Sie durch kleine Adaptionen feinjustieren. Eventuell können Sie auch Ihren Fastenzyklus unverändert lassen und stattdessen durch eine Verbesserung der Nahrungsqualität oder ein wenig sportliche Betätigung zu den gewünschten Resultaten kommen. Welchen Stellhebel Sie für Ihr Feintuning wählen sollten, hängt letztlich vor allem davon ab, was für Sie in der jeweiligen Situation am leichtesten umsetzbar ist.

Grundsätzlich sollten Sie dem Konzept Zeit geben und sich auch dann nicht entmutigen lassen, wenn die ersten Ergebnisse noch nicht so sind, wie Sie sich das erhofft hatten. Ich habe schon mehrfach erlebt, dass eine kleine, teils nur vorübergehende Anpassung am Ende den entscheidenden Impuls gebracht hat. Außerdem sollten Sie auch langsame Fortschritte zu schätzen wissen. Denn selbst wenn Sie ‚nur' ein Kilo im Monat verlieren, sind das immerhin zwölf Kilo im

Jahr. Im gleichen Zeitraum hätten Sie bei normaler Ernährung unter Umständen fünf Kilo zugelegt. Und wenn Personen in Ihrem Umfeld mit konventionellen Diäten schnellere Erfolge erzielen, behalten Sie im Hinterkopf, wie lange dieser hart errungene Gewichtsverlust normalerweise anhält.

Im Kapitel über meine eigenen Erfahrungen werden Sie sehen, dass ich einen großen Teil dieses Wissens ‚auf die harte Tour' erworben habe. Nicht ganz ohne Neid habe ich seitdem an anderen Anhängern meines Konzepts beobachten können, wie viel einfacher es ist, wenn man es von Anfang an richtig macht.

Auf den Punkt gebracht:

- Die beste Variante des Kurzzeitfastens ist die, mit der Sie langfristig Ihre Ziele erreichen können. Hier hilft nur ausprobieren und langsam anpassen.
- Ihr Programm kann sowohl konstant (täglich die gleichen Fastenzeiten), als auch variabel und bunt kombiniert gestaltet werden.
- Haben Sie einen Rhythmus gefunden, den Sie einhalten können, wollen Ihre Ergebnisse aber weiter optimieren, sollten die Anpassungen so groß wie nötig, aber so klein wie möglich ausfallen.
- Neben den Fastenzyklen sind auch Nahrungsqualität und Sport mögliche Parameter, die Ihnen helfen, Ihre Erfolge zu optimieren.

- Lernen Sie langsame Erfolge zu schätzen. Da das Kurzzeitfasten keine Diät, sondern eine dauerhafte Ernährungsform ist, haben Sie viel Zeit, um an Ihr Ziel zu kommen.

- Testen Sie Änderung an Ihrem bestehenden Fasten-Programm mindestens zwei Wochen, bevor Sie deren Wirksamkeit beurteilen.

5.7 – Hilfe, ich nehme zu!

In diesem Kapitel möchte ich auf ein Phänomen eingehen, das ich bereits selbst bei zwei Personen beobachten konnte und von dem auch immer mal wieder im Internet zu lesen ist:

Statt durch das Kurzzeitfasten Gewicht zu verlieren, tritt bei manchen Menschen nach der Umstellung ihrer Ernährungsweise das genaue Gegenteil ein und sie nehmen zu. Dieser unerwartete Effekt trifft zwar nur einen kleinen Prozentsatz der Kurzzeitfaster, sorgt aber bei diesen natürlich nicht weniger für Frust und verunsichert gleichzeitig auch andere Menschen, die mit dem Gedanken spielen, dieses Ernährungskonzept auszuprobieren. Daher möchte ich an dieser Stelle erklären, wie es zu diesem (glücklicherweise seltenen) Phänomen kommt und welche Maßnahmen zur Vorbeugung sowie Überwindung einer anfänglichen Gewichtszunahme in Frage kommen.

"Anfänglich" ist an dieser Stelle auch ein sehr gutes Stichwort. Denn in der Tat tritt dieser Effekt, wenn überhaupt, nur in den ersten Wochen des Kurzzeitfastens auf. Der Grund ist eigentlich immer der Gleiche: Fressattacken. Grundsätzlich ist der Heißhunger am Ende der Fastenphasen in den ersten Wochen ein ganz normaler Effekt. Der Körper braucht einige Zeit, bis der Stoffwechsel wirklich effizient auf eigene Reserven zurückgreifen kann. In der Zwischenzeit signalisiert uns das Gehirn noch einen Notstand, den es dringend aufzulösen gilt - und zwar idealerweise mit großen Mengen energiereicher Nahrung. Besonders Zucker steht zu dieser Zeit auf der Wunschliste des Gehirns ganz weit oben. Bei den allermeisten ist das jedoch nicht weiter schlimm, denn sie halten ihr Gewicht auch in der Anfangsphase des Kurzzeitfastens und nehmen häufig sogar schon erste Kilos ab. Das liegt daran, dass diese Menschen trotz täglicher Schlemmerorgien in etwa auf ihrem früheren Kalorienniveau bleiben. Auch ich habe meine Essensphasen in den ersten Wochen wirklich sehr intensiv ausgenutzt, es dabei aber nicht geschafft, so viel zu essen, dass ich nicht trotzdem abgenommen hätte.

Ein paar wenigen Kurzzeitfastern gelingt es jedoch, den positiven Effekt ihrer Ernährungsumstellung drastisch überzukompensieren. Meist erreichen sie dies durch den Konsum großer Mengen Lebensmittel mit sehr hoher Energiedichte. Das sind solche Speisen, die viel Zucker (Gummibärchen, Cola), Fett (Burger, Käse, Speck) oder eine Mischung aus beidem (Eiscreme, Torte, Schokolade) enthalten. Sollte das auch bei Ihnen der Fall sein, haben Sie drei Möglichkeiten, wie Sie mit dieser Situation umgehen können, um langfristig doch noch erfolgreich abzunehmen:

1. Bewusste Einschränkung bei der ersten Mahlzeit: Wenn das Sättigungsgefühl bei Ihnen erst spät einsetzt oder Sie sehr schnell essen, empfiehlt es sich, direkt nach dem Fasten zunächst eine etwas kleinere Portion zu verzehren, bevor Sie sich etwa 30 Minuten später mit einem Nachschlag satt essen. In aller Regel führt diese kurze Wartezeit dazu, dass Sie in Summe deutlich weniger Nahrung zu sich nehmen. Ist dies nicht der Fall, bliebe noch die Option, nicht bis zur völligen Sättigung zu essen. Das ist zwar eigentlich nicht Ziel des Kurzzeitfastens, wäre aber auch nur so lange nötig, bis Ihr Stoffwechsel sich einigermaßen an die Fastenzyklen angepasst hat.

2. Sie verbessern die Qualität Ihrer Nahrung: In Kapitel 7 finden Sie einige relativ einfach umzusetzende Tipps, wie Sie sich grundsätzlich gesünder und zweckmäßiger ernähren können. Sollten Sie feststellen, dass Sie derzeit

sehr deutlich von diesen Empfehlungen abweichen, wäre eine (zumindest teilweise) Verbesserung Ihrer Nahrungsauswahl eine sehr gute Option, wie Sie einer anfänglichen Gewichtszunahme begegnen können.

3. Abwarten und Tee trinken: Das ist die Variante für Faule. Denn in aller Regel nimmt Ihr Heißhunger im Laufe der Zeit ganz von selbst immer weiter ab. Erst recht, wenn Sie auch gelegentliche längere Fastenzyklen oder Sport in Ihr Programm integrieren, um so Ihren Fettstoffwechsel zu trainieren. Von daher können Sie den anfänglichen Gewichtszuwachs prinzipiell auch in Kauf nehmen und darauf spekulieren, dass Ihr Hunger sich mit der Zeit normalisiert. Spätestens dann sollten Sie die anfänglich gewonnen Kilos zügig wieder loswerden. Im Bonus Kapitel werden Sie auch noch erfahren, dass „Tee trinken" an dieser Stelle nicht einfach nur eine Floskel ist, sondern wirklich beim Abnehmen hilft!

Auch wenn die ersten beiden Varianten nicht ganz dem schönen Prinzip des Kurzzeitfastens entsprechen, das besagt, dass Sie weiterhin essen dürfen was und so viel Sie wollen, würde ich sie dennoch der dritten Option vorziehen. So schade das ist, gibt es eben auch Menschen, die sich ein klein wenig mehr anstrengen müssen, um zum Erfolg zu kommen. Sollten Sie zu dieser kleinen Gruppe gehören, tröstet es Sie aber vielleicht, dass diese Zeit begrenzt ist und Sie relativ bald genauso unbekümmert essen können, wie Sie sich das von dieser Methode erhofft haben. Denn wenn sich Ihr Stoffwechsel erst einmal von reiner Glukoseverbrennung auf eine stärkere Energiebereitstellung aus Fett umgestellt hat, wird Ihr Heißhunger deutlich abnehmen und irgendwann ganz verschwinden.

5.8 – Umgang mit bestehenden Diäten

Einige von Ihnen werden zu diesem Zeitpunkt vielleicht noch mitten in der Umsetzung einer anderen Diät stecken. Vielleicht gelingt es Ihnen ja derzeit mit Low-Carb, Trennkost, Punktezählen oder was auch immer, Ihr Gewicht einigermaßen unter Kontrolle zu halten. Trotzdem wollen Sie in Zukunft die positiven Effekte des Kurzzeitfastens auf Gesundheit und Körpergewicht nutzen. In dem Fall stellt sich die Frage, wie Sie in dieser Ausgangssituation am besten vorgehen, damit Ihr Vorhaben auch wirklich zum Erfolg führt. Einfach alle aktuellen Ernährungsregeln über Bord werfen und dafür voller Enthusiasmus ins Kurzzeitfasten einsteigen? Das kann zwar durchaus funktionieren, birgt aber, wie bei vielen großen und plötzlichen Veränderungen, vor allem ein unnötig hohes Risiko schiefzugehen.

Eine Kernbotschaft meines Buches lautet, dass Sie weiterhin alles essen dürfen, was Sie wollen. Das Wort "weiterhin" ist dabei durchaus entscheidend, impliziert es doch eine gewisse Konstanz. Denn diese Aussage bedeutet nicht, dass Sie Ihre aktuelle Ernährungsweise beim Kurzzeitfasten über Nacht dahingehend ändern sollten, dass Sie völlig unreflektiert jeden Mist in rauen Mengen vertilgen. Es bedeutet vielmehr, dass Sie Ihre bestehende Ernährung nicht ändern müssen (und zunächst auch nicht sollten) und trotzdem bessere Ergebnisse in Bezug auf Gesundheit und Körpergewicht erzielen werden. Bereits im letzten Kapitel habe ich Ihnen den Tipp gegeben, bei Änderungen an Ihrem Fastenkonzept nicht zu viel auf einmal anzupassen und stattdessen lieber mit kleinen Adaptionen zu experimentieren. Dabei lautet das langfristige Ziel des Kurzzeitfastens natürlich, dass Sie - mit Ausnahme der Zeiten - völlig frei alle Lebensmittel essen können, ohne sich dabei je wieder Sorgen um Ihre Figur machen zu müssen.

Allerdings sollten Sie sich ein wenig Zeit geben, um zu diesem Ziel zu gelangen, denn dazu sind einige physiologische Anpassungen erforderlich, die nun mal leider nicht über Nacht eintreten. Wenn Sie das Kurzzeitfasten aber erst einmal eine Weile erfolgreich betreiben, dann werden Sie feststellen, dass Sie damit auch so ziemlich jede Essenssünde mit Leichtigkeit kompensieren können. Aber das ist Ihre Belohnung für die erfolgreiche Umstellung auf diese Ernährungsform und nicht deren sinnvoller Auftakt.

Haben Sie also aktuell eine diätische Ernährungsform, die einigermaßen für Sie funktioniert und an die Sie sich bereits gewöhnt haben, dann sollten Sie diese zunächst unbedingt beibehalten. Sehen Sie es als Vorteil, denn durch diese zusätzliche Disziplin, die Sie ja ohnehin bereits seit einiger Zeit aufbringen, werden Sie mit dem Kurzzeitfasten sehr wahrscheinlich schon von Anfang an messbare Abnehmerfolge erzielen. Grundsätzlich gehen Sie dazu genauso vor, wie in den letzten Kapiteln beschrieben und integrieren die Fastenzyklen Schritt für Schritt in Ihren Alltag. Sammeln Sie dabei gute erste Erfahrungen, haben Sie zwei Optionen, wie Sie sinnvoll weitermachen können. Die erste Option bedeutet etwas mehr Verzicht, führt dafür aber zu schnellerem Gewichtsverlust, während die zweite Option Sie zügig von den Einschränkungen Ihrer bisherigen Diät befreit.

Variante 1: Sie behalten Ihre bisherige Diät noch etwas länger bei und weiten das Kurzzeitfasten fortlaufend aus. Dies machen Sie, bis Sie auch längere Fastenzyklen erfolgreich umsetzen können oder sogar Ihr Wunschgewicht erreicht haben. Dies kann durchaus ein paar Monate dauern! An diesem Punkt können Sie die Vorgaben der Diät dann allmählich über Bord werfen. Ihr Körper hat sich inzwischen recht gut auf den sehr effizienten Fettstoffwechsel umgestellt und Sie können Ihr Gewicht nach Belieben über die

Häufigkeit und Dauer Ihrer Fastenzyklen steuern. Eine Einschränkung bei den Nahrungsmitteln ist somit nicht mehr erforderlich. Auch deshalb nicht, weil Sie durch die Umstellung des Stoffwechsels ohnehin deutlich weniger Heißhunger auf Süßes haben, als das früher einmal der Fall war.

Variante 2: Wenn Sie die ersten ein bis zwei Wochen mit überwiegend 16-Stunden-Zyklen und unveränderter Ernährung umgesetzt haben, können Sie bereits versuchen, sich von Ihren Diät-Vorgaben zu verabschieden. Achten Sie darauf, ob Sie Ihr Gewicht allein durch den aktuellen Umfang des Kurzzeitfastens halten. Ist dies der Fall, freuen Sie sich, dass Sie wieder alles essen können, ohne zuzunehmen! Bis Sie wirklich Gewicht verlieren, müssen Sie nun aber zunächst schrittweise die Häufigkeit und Dauer Ihrer Fastenzyklen erhöhen. Spätestens dann, wenn Sie an den meisten Tagen für 16 Stunden und gelegentlich auch länger fasten, kommen Sie an den Punkt, an dem Sie beginnen zügig auf Ihr Wunschgewicht zuzusteuern.

5.9 – Die Stufen zur Fasten-Meisterschaft

Den Begriff ‚Stufen' zur Fasten-Meisterschaft habe ich nicht ganz ohne Hintergedanken, sondern in Anlehnung an die Stufen der buddhistischen Erleuchtung gewählt. Zwar wird Sie das Kurzzeitfasten natürlich nicht zum ewigen Seelenfrieden führen, aber zumindest in Bezug auf Ihre Ernährung kommt das Gefühl, welches Sie auf der höchsten Stufe erleben werden, einer kleinen Erleuchtung durchaus nahe.

Die folgenden Seiten sollen Ihnen einen besseren Überblick darüber vermitteln, welche Anpassungen Sie im Rahmen einer langfristigen Umsetzung des Kurzzeitfastens durchlaufen und wie lange diese in der Regel dauern. Da es sich hierbei zugegebenermaßen um eine ziemliche Verallgemeinerung subjektiver Empfindungen handelt, habe ich neben meinen eigenen Erlebnissen auch die vieler weiterer Anhänger dieses Konzepts ausgewertet. Um die Basis meiner Aussagen in diesem Kapitel möglichst breit zu gestalten, habe ich auch entsprechende Erfahrungsberichte im Internet gesucht und einige Kurzzeitfaster gezielt angeschrieben, um sie nach Ihren persönlichen Erlebnissen zu fragen. Dabei zeigte sich, dass die beschriebenen Stufen stets in sehr ähnlicher Form durchlaufen werden. Allerdings kann die Zeit, die bis zum Erreichen einer bestimmten Stufe vergeht, stark variieren. Es gilt eben auch hier, dass jeder Mensch anders ist. Unabhängig davon habe ich aber auch festgestellt, dass es einen großen Unterschied macht, wie das Konzept umgesetzt wurde. Personen, die häufiger auch die längeren Fastenvarianten in Ihren Alltag integrieren konnten und dazu noch im Fastenzustand trainiert haben, können die beschriebenen Stufen teilweise deutlich schneller durchlaufen, als solche, die zwar ebenfalls erfolgreich abgenommen haben, aber trotzdem (oder gerade deswegen) nur eine Minimalvariante dieses Programms verfolgen. Folglich sind die hier beschriebenen zeitlichen Rahmen ein Mittelwert und stellen lediglich eine grobe Orientierung dar.

Stufe 1 – Das Gehirn will Zucker

Diese Phase, die in der Regel zwei, selten bis zu vier Wochen dauert, ist wenig überraschend die Schwierigste. Denn für viele bedeutet der Einstieg ins Kurzzeitfasten, dass ihr Körper zum ersten Mal längere Zeit auf jegliche Form von Nahrung verzichten muss. Bis dahin war Ihr Gehirn es gewohnt, den Blutzuckerspiegel und damit seine eigene Nährstoffversorgung in erster Linie dadurch zu regeln, dass es Ihnen in relativ kurzen Abständen das Signal gab, neue Energie zuführen zu müssen. Entscheiden Sie sich nun bewusst gegen eine Nahrungsaufnahme, läuft dieses Signal ins Leere und Ihr Gehirn bekommt Stress. Denn der Fettstoffwechsel Ihres Körpers ist auf dieser Stufe meist noch alles andere als effizient und entsprechend wird Ihr Gehirn anfangs nicht so gut mit Nährstoffen versorgt, wie dies bei normaler Ernährung der Fall wäre. Da es während dieses ‚Lieferengpasses' auch noch mit den übrigen Organen und vor allem der Muskulatur um Zucker konkurriert, werden Sie sich häufig auch etwas schlapp und antriebslos fühlen. Das ist die Art Ihres Gehirns zu sagen „alle Vorräte zu mir!". Zu diesem Zeitpunkt ist es nämlich noch regelrecht süchtig nach Zucker und wenn es seine Droge nicht schnell genug bekommt, können entsprechende Entzugserscheinungen auftreten. Beispiele sind schlechte Laune, Kopfschmerzen und innere Anspannung. Das hier ist wirklich das schlechteste Szenario und mehr als die Hälfte der Kurzzeitfaster, mit denen ich gesprochen habe, sind von diesen Nebenwirkungen verschont geblieben. Trotzdem ist es aus meiner Sicht besser zu wissen, was einen erwarten kann und es tritt dann doch nicht ein, als umgekehrt.

Auf dieser ersten Stufe erfordert das Kurzzeitfasten in aller Regel noch ein gewisses Maß an Willenskraft. Denn selbst wenn Sie die obigen Symptome nicht erleben, werden Sie doch zumindest ziemlichem Hunger widerstehen müssen. In diesen Situationen ist dann neben Ablenkung und viel Wasser einfach auch eine gewisse Motivation und Disziplin erforderlich. Aber keine Sorge, das wird bald besser und außerdem dürfen Sie sich ja bereits nach wenigen Stunden wieder richtig satt essen. Dies werden Sie auf dieser Stufe auch mit ziemlicher Sicherheit voll auskosten und entsprechend große Portionen zu sich nehmen.

Stufe 2 – Es wird einfacher

Wenn die ‚Entzugserscheinungen' und der wirklich große Hunger in den Fastenzeiten verschwinden, dann sind Sie auf Stufe 2 angekommen. Diese hält erfahrungsgemäß etwa weitere drei bis fünf Monate an. In dieser Zeit ist das Kurzzeitfasten schon deutlich angenehmer und wird mehr und mehr zu einer Selbstverständlichkeit in Ihrem Tagesablauf. Sie haben in den Fastenzeiten zwar immer noch Hunger und gerade längere Zyklen dürften noch eine gewisse Herausforderung darstellen, aber es ist nur ein überschaubares Maß an Disziplin erforderlich, um bis zur ersten Mahlzeit durchzuhalten. Erst recht, weil Sie allmählich erste spür- und messbare Erfolge beobachten können, die Sie zusätzlich motivieren dürften. Einerseits sollte sich beim Gewicht inzwischen ein klarer Trend nach unten einstellen und gleichzeitig hat sich die Antriebslosigkeit von Stufe 1 langsam aber sicher ins Gegenteil gewandelt. Viele Kurzzeitfaster berichten, dass sie sich auf dieser Stufe viel energiegeladener fühlen, als dies noch vor dem Programm der

Fall war und für viele ist das die Motivation, sich mal wieder sportlich zu betätigen. Auch die allgemeine Stimmung wird oft bereits auf dieser Stufe als insgesamt positiver beschrieben. Wenn Sie Ihren Erfolg anhand medizinischer Werte überwachen, sollte inzwischen auch hier eine klare Verbesserung zu sehen sein.

Obwohl der Heißhunger aus Stufe 1 nicht mehr ganz so ausgeprägt ist, geben viele Kurzzeitfaster an, zumindest am Ende ihrer Fastenphasen nach wie vor besonders große Portionen zu essen.

Stufe 3 – Das Fasten ist schön

Nach etwa 4 bis 6 Monaten fängt das Ganze an wirklich Spaß zu machen. Gerade, wenn Sie auch gelegentlich längere Fastenzeiten in Ihren Plan aufgenommen haben, sind die 16 bis 18 Stunden, die Sie normalerweise auf Nahrung verzichten, inzwischen ein Kinderspiel. Auf dieser Stufe wird das Kurzzeitfasten besonders in Bezug auf Ihre Abnehmen-Ziele so richtig interessant. Denn inzwischen dürfte Ihr Körper sich so gut an die Fastenzyklen gewöhnt haben, dass Sie am Ende einer Fastenphase zwar noch spürbar hungrig sind, jedoch nur noch relativ normale Portionsgrößen zu sich nehmen. Somit kommt zum positiven Effekt des Kurzzeitfastens auf Ihr Körpergewicht erstmals auch der einer insgesamt verringerten Kalorienaufnahme hinzu. Denn durch den Wegfall der Kalorien-Kompensation in der Essensphase, nehmen Sie im Vergleich zu früher nicht mehr drei, sondern nur noch zwei normalgroße Mahlzeiten zu sich und haben noch dazu viel weniger Zeit für Snacks. Im Gegensatz zu früheren Diäten ist diese Kalorienreduktion ein ganz automatischer Effekt, der Ihnen keinerlei zusätzliche Anstrengung abverlangt. Zusätzlich fällt es Ihnen auf dieser Stufe deutlich leichter, Ihre Gewichtsentwicklung durch den gezielten Einbau längerer Fastenzyklen zu steuern. Durch diese beiden Effekte erreichen die meisten Kurzzeitfaster in Stufe 3 zügig und mit Leichtigkeit ihr Wunschgewicht.

Stufe 4 - Die Essens-Erleuchtung

Die folgenden Effekte, die ich auch am eigenen Leib erfahren habe, wurden mir bei meiner Befragung ausschließlich von jenen Kurzzeitfastern bestätigt, die auch immer wieder mal lange Fastenzeiten von 24 Stunden (teilweise sogar darüber hinaus) machen und während des Fastens regelmäßig Sport treiben. Ob Sie diese Stufe erreichen (wollen), hängt also stark von Ihrem Ehrgeiz ab, denn Ihre eigentlichen Ziele werden Sie bereits in Stufe 3 erfüllt haben. Was danach kommt, ist quasi ihr freiwilliger Bonus.

Auf dieser Stufe kommt es zu einer erstaunlichen Umkehrung: Ich hatte Ihnen ja erklärt, dass ein wesentlicher Aspekt des Kurzzeitfastens darin besteht, zu lernen, Appetit und Hunger zu unterscheiden und ersterem erfolgreich zu widerstehen. Nach etwa 18 Monaten kam ich jedoch an den Punkt, an dem Hunger für mich im Alltag bedeutungslos wurde, weil dieses Gefühl schlicht nicht mehr vorkam. Ich schreibe bewusst „im Alltag", denn nachdem mir diese Tatsache bewusst wurde, habe ich mich natürlich gleich daran gemacht, die Grenzen dieses Effekts zu testen. Und siehe da, nach etwa 30 Stunden kommt auch bei mir wieder echter Hunger auf. Da ich aber sowohl in Sachen Gewicht, als auch Gesundheit alle meine Ziele bereits weit übertroffen habe, faste ich ohnehin nur noch zwischen 16 und 18 Stunden am Tag und trainiere meinen Stoffwechsel nur sehr sporadisch mal mit einem 24 Stunden Zyklus. Dadurch erlebe ich das Gefühl von Hunger tatsächlich nicht mehr und auf einmal erlangt der Appetit wieder eine ganz neue Bedeutung: Ich esse aus Leidenschaft und Genuss. Ich esse, weil ich Lust auf etwas habe, weil es mir schmeckt und weil ich glaube, dass es meinem Körper gut tut. Aber den Zwang etwas essen zu müssen, nur um Sättigung zu erzielen, gibt es nicht mehr. Ich vergleiche dieses Gefühl auch deshalb ein wenig mit einer ‚Erleuchtung', weil es sich in seiner ganzen Bandbreite wahnsinnig schwer in Worte fassen lässt. Denn einerseits wird Essen im Sinne einer Notwendigkeit völlig bedeutungslos, während die pure Lust am Essen und der Genuss an Bedeutung gewinnen. Darüber hinaus wird das bereits thematisierte Gefühl von Freiheit, welches Sie ohnehin im Rahmen des Kurzzeitfastens erleben können, absolut grenzenlos.

Selbst für mich, der nie mit echtem Übergewicht zu kämpfen und somit seit jeher ein relativ entspanntes Verhältnis zum Essen hatte, war diese Erfahrung eine echte Offenbarung. Von Menschen, die wirklich Probleme mit Ihrem Essverhalten haben, weiß ich aber auch, wie bedrückend und erniedrigend es ist, wenn man immer wieder gegen das Verlangen nach übermäßigem Nahrungskonsum ankämpft und am Ende doch häufiger verliert als man gewinnt. Dabei handelt es sich oft um ansonsten absolut zielstrebige und disziplinierte Personen, die Job und Familienleben fest im Griff haben und denen es trotzdem einfach nicht gelingt, ihr Essverhalten so zu steuern, wie sie sich das wünschen. Trotz aller guten Vorsätze, unzähliger Diät-Anstrengungen und allen damit verbundenen Unannehmlichkeiten, schaffen sie es nicht, ihr Gewicht zu reduzieren oder wenigstens zu halten. Das daraus resultierende Gefühl der Ohnmacht und die bittere Erkenntnis in diesem Lebensbereich immer wieder zu versagen, lässt viele Übergewichtige sogar ganz grundsätzlich an sich und Ihren eigenen Fähigkeiten zweifeln. Ich kann nur erahnen, wie es sich für jemanden mit einem solchen Hintergrund anfühlen muss, wenn man irgendwann an einen Punkt kommt, an dem man feststellt, dass der Hunger auf einmal jeden Schrecken, ja jede Bedeutung verloren hat und man genau weiß, dass man seinen Essensgelüsten nie wieder hilflos ausgeliefert sein wird. Vermutlich würden diese Menschen meine etwas spirituelle Wortwahl an dieser Stelle durchaus teilen.

Glücklicherweise ist diese vierte und höchste Stufe des Kurzzeitfastens im Vergleich zur buddhistischen Erleuchtung recht einfach zu erreichen. Weder brauchen Sie dazu mehrere Lebenszeiten, noch müssen Sie Ihr ganzes Dasein diesem einen Ziel widmen. Alles was Sie brauchen, ist ein wenig Disziplin in den ersten Wochen, dazu etwas Geduld und die Bereitschaft oder vielmehr den Wunsch, bei der Umsetzung meines Konzepts etwas mehr als das zur Erreichung Ihrer Ziele Nötigste zu tun. Wenn Sie dann in ein bis zwei Jahren an diesem Punkt angelangen und zufällig an mich denken: Schreiben Sie mir doch eine kurze Mail, wie Sie diese Erfahrung erlebt haben. Vielleicht gelingt es Ihnen ja besser als mir, diesen Zustand in Worte zu fassen.

6 – Persönliche Erfahrungen

6.1 – Mein eigener Weg zum Kurzzeitfasten

Nach den ersten Informationen, die ich bei Fit for Fun und Wikipedia gefunden hatte, saß ich noch Stunden vor dem Bildschirm und las mit wachsender Fassungslosigkeit eine Studie nach der nächsten. Gerade war ich noch absolut sicher, dass diese komische ‚8 Stunden Diät', von der mein Freund Rainer am Tag zuvor berichtet hatte, nie im Leben funktionieren würde und nun hatte ich solche Forschungsergebnisse vor mir. Fast ebenso überrascht, wie von deren Inhalten, war ich davon, dass ich in all der Zeit, die ich mich schon mit dem Thema Ernährung beschäftigte, nie vom Kurzzeitfasten gehört hatte. Nachdem ich in Bezug auf das ‚normale' (Heil-) Fasten schon vor Jahren zu dem Ergebnis gekommen war, dass ich diesem Konzept mit Blick auf Muskelverlust und negative eigene Erfahrungen nicht viel abgewinnen konnte, hatte ich dieses Themengebiet wohl etwas zu leichtfertig abgehakt. Ein schönes Beispiel dafür, dass man nicht vorschnell urteilen sollte, wenn man meint, auf einem Gebiet schon alles zu wissen.

Umso motivierter war ich nun, dem Kurzzeitfasten eine Chance im Selbstversuch zu geben. Denn wie schon gesagt: Positive Studien sind das Eine, aber wenn es ausgerechnet bei einem selbst nicht funktioniert, dann kann man sich von der Erkenntnis, dass es bei der Mehrheit der Menschen wirkt, leider auch nichts kaufen.

Wann immer man etwas in einem Experiment überprüfen möchte, ist es wichtig, zunächst einmal eindeutige

Messkriterien festzulegen. Die drei Aspekte, die ich in meinem spezifischen Fall als Maßstab für die Wirksamkeit heranziehen wollte, waren recht schnell gefunden: In 2007 hatte ich durch Zufall festgestellt, dass mein systolischer Blutdruck recht häufig über dem Idealwert von ≤ 120 mmHg lag und sich trotz meines recht jungen Alters nicht selten im Bereich von 130 bis 145 mmHg bewegte. Hier erhoffte ich mir durch das Kurzzeitfasten eine Reduzierung, die ich in der Vergangenheit weder mit Sport, noch mit gesunder Ernährung erreicht hatte. Zusätzlich wurde in jeder seit 2009 durchgeführten Blutuntersuchung ein leicht erhöhter Wert der Triglyceride festgestellt und auch mein Verhältnis von HDL- zu LDL-Cholesterin war zwar im Rahmen, hätte aber durchaus vorteilhafter sein können. Eine Verbesserung meiner Blutfette war also mein zweiter Maßstab. Als drittes Erfolgskriterium legte ich noch Körpergewicht und Bauchumfang fest. Zwar war ich noch weit von wirklichem Übergewicht entfernt, aber wie gesagt, war ich mit meinem langsam aber sicher wachsenden Bauch und erst recht mit dem sich abzeichnenden Doppelkinn zunehmend unzufrieden. Das Ziel war also klar und so machte ich einen Termin bei der Ärztin meines Vertrauens, um meine Pläne mit ihr zu diskutieren und die zum späteren Vergleich nötigen Blutwerte für mein kleines Experiment bestimmen zu lassen. Sie hatte bei meinem Vorhaben grundsätzlich keine medizinischen Bedenken und ergänzte die von mir ausgewählten Test-Marker noch um Leber-, Nieren- und Entzündungswerte. Die Erstuntersuchung fiel dann auch erwartungsgemäß aus. Wie in all den Jahren zuvor, waren die Fettwerte nicht ganz ideal, ansonsten alles im Rahmen, wenn auch an der ein oder anderen Stelle mit Optimierungspotential. Da ich selbst im Besitz eines Oberarm-Blutdruckmessgeräts bin, von dem ich auch regelmäßig Gebrauch mache, hatte ich auch hier gute Ausgangsdaten zur Verfügung. Diese lagen im Mittel des letzten halben Jahres bei 127 zu 83 mmHg und somit leicht über den als ideal empfohlenen Richtwerten (≤ 120 zu 80 mmHg). Mein Bauchumfang lag mit 85 cm zumindest aus gesundheitlicher Sicht noch im grünen Bereich. Gleiches galt für mein Gewicht, das bei einer Körpergröße von 176 cm zuletzt um die 76 kg pendelte.

All meine ‚Problem-Werte' waren also glücklicherweise noch weit entfernt von Krankheit oder Übergewicht. Jedoch entsprachen sie nicht dem, was ich für mich persönlich als ideal definiert hätte. Außerdem war die Tendenz der letzten zwei Jahre eindeutig und es wäre töricht, mit Gegenmaßnahmen zu warten, bis ich an dem Punkt tatsächlicher gesundheitlicher Probleme angekommen wäre. Letzten Endes muss jeder für sich entscheiden, womit er sich wohlfühlt und ab welchem Punkt er Handlungsbedarf sieht. Für mich jedenfalls, war dieser Punkt erreicht und in den nächsten sechs Monaten wollte ich herausfinden, ob ich durch das Kurzzeitfasten meinen selbst gesteckten Zielen näher kommen könnte. Diese waren:

- Durchschnittlicher Blutdruck von 120 zu 80 mmHg
- Triglyceride innerhalb der medizinischen Richtwerte
- Verbesserung des Verhältnisses von HDL zu LDL
- Bauchumfang von 80 cm
- Körpergewicht von 70 kg
- Keine Verschlechterung der übrigen Blutwerte

Um das Ergebnis nicht zu verfälschen, nahm ich mir vor, im Testzeitraum weder meine Ernährung qualitativ umzustellen, noch mein Sportpensum anzupassen. Letzteres konstant zu halten war nicht weiter schwierig, denn im vorangegangenen halben Jahr lagen meine sportlichen Aktivitäten nahe null.

Am Tag nach meiner medizinischen Untersuchung ging es dann auch gleich los. Mein Ziel war es, mit der 16/8 Variante zu starten und dann zu schauen, ob ich diese gelegentlich ausdehnen könnte. Daher hatte ich am Vorabend zuletzt bis kurz vor 20 Uhr gegessen und wollte es nun bis zum Mittagessen um 12 Uhr ohne jegliche Energiezufuhr aushalten. Das war durchaus eine Herausforderung, denn bisher hatte ich meiner Frau und mir jeden Morgen einen großen Smoothie mit Früchten und Haferflocken gemacht. Trotzdem hatte ich im Büro oft schon vormittags wieder solchen Hunger, dass ich es kaum bis zum Mittagessen aushielt. Daher musste häufig auch eine Butterbretze oder eine belegte Semmel als Zwischenmahlzeit herhalten. So war es wenig überraschend, dass mein Körper nicht gerade begeistert auf die verordnete ‚Hungerkur' reagierte. Schon als ich – ohne den gewohnten Smoothie getrunken zu haben – das Haus verließ, hatte ich ein deutlich flaues Gefühl im Magen. Auf dem Weg zur Straßenbahn wurde mir zwischendurch regelrecht übel und auch meinen Kreislauf hatte ich eigentlich stabiler in Erinnerung. Na das fing ja gut an… Und von diesem Zeitpunkt waren es noch ganze vier Stunden bis zum erlösenden Gang in die Kantine. Im Büro angekommen, versorgte ich mich sofort mit einem großen Glas Wasser und einer Tasse grünem Tee. Natürlich ohne Zucker oder Honig. Das half zwar ein wenig gegen den Hunger, das flaue Gefühl und die leichte Übelkeit kamen aber schubweise über den ganzen Vormittag immer wieder. Nach einer gefühlten Ewigkeit war es dann endlich soweit: Mittagspause! Um Punkt zwölf stand ich mit meinen Kollegen an der Essensausgabe und war mir sicher, dass die Portionen meinem Hunger niemals gerecht werden könnten. So hatte ich dann auch in Windeseile eine Suppe, ein Schweinekotelette mit Kartoffelpüree und Gemüse, einen kleinen Salat und einen Schokopudding verspeist. Damit war ich dann doch zumindest einigermaßen satt – aber auch ziemlich erschlagen. Statt zurück an den Schreibtisch wollte ich am liebsten gleich ins Bett. Nach einer guten Stunde ging es mir dann aber zum Glück schon wieder besser und ich konnte nachmittags etwas Schokolade und ein Stück von dem Kuchen genießen, den eine Kollegin fürs Team gebacken hatte. Auch das Abendessen hielt keine besonderen Vorkommnisse mehr bereit und ich hoffte darauf, dass sich mein Körper schon ein klein wenig daran gewöhnt hätte, dass er auch morgen wieder ohne Frühstück würde auskommen müssen.

Weit gefehlt. Der nächste Morgen war fast noch schlimmer, als der vorangegangene. Auf dem Weg zur Straßenbahn hatte ich ernsthaft darüber nachgedacht, wie das jetzt wohl aussähe, wenn ich morgens um acht in Anzug und Krawatte in die Büsche kotze. Ausschließen wollte ich dieses Szenario jedenfalls nicht. Auf der Arbeit wurde es auch nicht besser, denn, statt an meinem Schreibtisch zu sitzen, verbrachte ich den Tag mit mehreren Kollegen in einem Konferenzraum. Neben Kaffee und Tee gab es noch Kekse und Softdrinks, deren Geruch ich selbst aus fünf Metern Abstand noch wahrnehmen konnte. Erstaunlich, welche Leistungen die Nase vollbringt, wenn man Hunger hat. Hinzu kam, dass der Seminarleiter ankündigte, dass das gemeinsame Essen erst für 13 Uhr vorgesehen sei. Meine ohnehin schon dürftige Laune sank weiter und ich versuchte mich mit großen Mengen Wasser und Tee über die Zeit zu retten.

Auch die nächsten Tage wurden nicht besser und häufig genug hatte ich das Gefühl, dass es eher schwieriger als einfacher wurde. Auch meine Laune war eher durchwachsen und ich war relativ leicht reizbar. In vielerlei Hinsicht erinnerten mich meine Symptome an die Zeit, als ich mit dem Rauchen aufgehört hatte. Nicht umsonst wird Zucker von Ernährungsexperten häufig auch als Droge für das Gehirn bezeichnet, nach der wir regelrecht abhängig sind und deren Entzug durchaus suchtartige Reaktionen auslöst. Denken Sie also immer daran, falls Sie in den ersten Wochen mit schlechter Laune, Übelkeit und morgendlichem Hunger zu kämpfen haben: Das liegt nicht am Kaloriendefizit, sondern Ihr verwöhntes Gehirn ist ziemlich ungehalten darüber, dass es nicht mehr permanent mit Zucker versorgt wird und stattdessen auf Ihre Fettdepots zurückgreifen soll. Glauben Sie mir, da gewöhnt es sich schon bald dran...

Wäre ich aber damals nicht von Anfang an so begeistert von den ganzen erhofften Wirkungen gewesen und hätte ich nicht bei meiner Ärztin und meinen Kollegen groß angekündigt, dass ich dieses Experiment nun die nächsten sechs Monate konsequent durchziehen würde, hätte ich vielleicht an dieser Stelle bereits hingeschmissen. So aber biss ich die Zähne zusammen und entschied mich am dritten Wochenende sogar dazu, noch einen Schritt weiter zu gehen. Immerhin war es zu diesem Zeitpunkt tatsächlich leichter geworden und ich kam mittlerweile ganz gut bis zum Mittagessen über die Runden. An jenem Samstag wollte ich aber nun das lange Ausschlafen dazu nutzen, um mal auf 18 Stunden zu kommen und am Sonntag wollte ich sogar herausfinden, wie es mir nach 24 Stunden Fasten gehen würde. Gesagt getan und nachdem ich am Samstag erst gegen 11 Uhr aufgestanden war, hielt ich es erstaunlich gut aus, bis mein Körper um 14 Uhr den Smoothie bekam, den es in letzter Zeit nur noch am Wochenende gab. Da mir dieser allein aber nicht mehr ausreichte, gab es dazu noch zwei Eier und ein paar Scheiben belegtes Brot. Um das 24-stündige Fastenintervall, das ich von 18 bis 18 Uhr vorgesehen hatte, planmäßig einhalten zu können, blieben mir an diesem Tag ohnehin nur vier Stunden, in denen ich essen durfte. Daher gab es wenig später schon Eis und Tiramisu und pünktlich um 17:30 Uhr stand auch mein geliebter Pizzalieferant vor der Tür. Keine 30 Minuten später war die Pizza aufgegessen und ich bereit für meine nächste große Herausforderung.

Ich kann Ihnen sagen, 24 Stunden können verflucht lang werden. Zwar war ich auch an diesem Tag lange im Bett geblieben, um mir die Sache etwas leichter zu machen, aber spätestens ab dem frühen Nachmittag wanderte mein Blick in immer kürzeren Abständen zur Uhr. Ich versuchte den leeren Magen mit großen Mengen Tee und Wasser zu überlisten, was aber nur eine mäßige Linderung brachte. Zwar hatte ich nicht mehr diese Übelkeit, die mir das Leben in den ersten beiden Wochen schwer gemacht hatte, aber mein Kreislauf zeigte mir bei jedem Aufstehen deutlich, dass ich offensichtlich noch weit von einem wirklich effizienten Fettstoffwechsel entfernt war. Trotzdem gelang es mir, mich abwechselnd mit Lesen, Fernsehen und Surfen im Internet soweit abzulenken, dass ich es bis 18 Uhr durchhielt. Ein Spaziergang oder eine etwas produktivere Beschäftigung wären in diesem Zusammenhang sicher eine kluge Idee gewesen… Aber auch so hielt ich tapfer durch und pünktlich um 18 Uhr hatte ich meine erste Mahlzeit des Tages fertig zubereitet: Eine Salatschüssel gefüllt mit einem halben Kilo Vollkornmüsli mit Nüssen, einer Wochenration kleingeschnittenem Obst und einem dreiviertel Liter Milch. Das Ganze übergossen mit drei Esslöffeln Honig und garniert mit einer kräftigen Prise Zimt. Ich kann Ihnen gar nicht beschreiben, wie gut mir dieses Müsli schmeckte. Eine halbe Stunde später hatte ich diese Mammut-Portion bewältigt und mir blieben noch 1,5 Stunden Essenszeit. Schließlich wollte ich am nächsten Tag wieder in meinem gewohnten 16-Stunden Rhythmus weitermachen und um 12 Uhr zum Mittagessen gehen. Da Nachtisch ja selbst dann noch passt, wenn man eigentlich schon komplett voll ist, verbrachte ich die nächsten 45 Minuten mit dem restlichen Tiramisu vom Vortag und einer extra für diesen Anlass gekauften Packung Ben & Jerry's Eiscreme. Danach war ich ziemlich überzeugt, dass ich an diesem Tag, vielleicht sogar in diesem Leben, nichts mehr essen würde. Als aber meine Frau, die damals ebenfalls mit dem Kurzzeitfasten begonnen hatte, sich um zwanzig vor acht noch eine Tiefkühlpizza aus dem

Ofen holte, konnte ich auch davon noch fast ein Drittel mitessen.

Sie sehen, ich hatte mir wirklich alle Mühe gegeben, das Kaloriendefizit an diesem Wochenende möglichst gering zu halten. Umso erstaunter war ich, dass die Waage am Montag über ein halbes Kilo weniger anzeigte, als am Freitag. Schließlich hatte ich bis dahin in etwas mehr als zwei Wochen des Kurzzeitfastens erst vergleichsweise überschaubare 1,2 kg abgenommen. Insgesamt war ich aber extrem zufrieden mit dem bisherigen Ergebnis. Fast zwei Kilogramm Gewichtsverlust in drei Wochen waren mit Blick auf mein moderates Ausgangsgewicht ein wirklich ordentliches Resultat. Jedenfalls war ich sehr froh, dass ich trotz der anfänglichen Schwierigkeiten am Ball geblieben war. Erst recht, weil ich das Gefühl hatte, dass seit diesem Wochenende alles noch viel einfacher wurde. Die 16 Stunden stand ich mittlerweile problemlos durch und bis auf etwas größeren Appetit in Richtung Mittagessen waren die Nebenwirkungen weitgehend verschwunden. Ich beschloss, diese 24-stündigen Fastenzyklen jetzt an jedem zweiten Sonntag und die 18-stündigen Zyklen am jeweils anderen Wochenende samstags fortzuführen.

Beim Körpergewicht machte ich gute Fortschritte und das Maßband bestätigte mir, dass ich auch tatsächlich dort Fett abbaute, wo ich es mir erhofft hatte. Mein Bauchumfang lag nicht einmal vier Monate nachdem ich mit dem intermittierenden Fasten begonnen hatte, bei nur noch 79 cm – eine durchaus beachtliche Verringerung um 6 cm. Die Waage zeigte zu dieser Zeit bereits 68 kg an. Ich hatte also stolze 8 kg abgenommen und ein Gewicht erreicht, wie ich es zuletzt aus meiner Schulzeit kannte. Die Ergebnisse waren so offensichtlich, dass mir nicht nur die meisten meiner Anzüge nicht mehr richtig passten, sondern ich auch beinahe täglich auf meinen massiven Gewichtsverlust angesprochen wurde.

Auch in Bezug auf meinen Blutdruck konnte ich schnell positive Auswirkungen erkennen. Während dieser in der Anfangsphase vor besagtem Wochenende noch relativ unbeeindruckt war, ging es nach der Ergänzung meines Programms um gelegentliche längere Fasteneinheiten erstaunlich schnell nach unten. Bald schon pendelte sich der Wert bei knapp unter 120 zu 70 mmHg ein. Dieses Niveau halte ich bis heute und kann mich sogar regelmäßig über Messergebnisse von unter 110 zu 70 mmHg freuen.

Somit hatte ich nach gut der Hälfte der angepeilten Versuchsdauer bereits zwei meiner drei Ziele übererfüllt und war mehr als gespannt darauf, was meine Blutwerte wohl ergeben würden. Die größte Herausforderung in den Wochen, die bis dahin noch vor mir lagen, war es, keinen Sport zu betreiben. Durch das Fasten fühlte ich mich leicht und energiegeladen wie lange nicht mehr und hätte dies nur zu gerne in Bewegung umgesetzt. Allerdings wollte ich die Ergebnisse meines Experiments nicht verfälschen und beschränkte meine Aktivität auf eine kurze Ausdauereinheit (meist am Ende der längsten Fastenphase) und je einen Satz Klimmzüge und Liegestütze pro Woche. In Verbindung mit den schnell schmelzenden Fettpolstern sah ich selbst damit schon nach kurzer Zeit wieder recht athletisch aus.

Nach sechs Monaten, in denen das intermittierende Fasten zu einem völlig selbstverständlichen Bestandteil meines Alltags geworden war, stand nun endlich der letzte Teil meines Selbstversuchs an: das abschließende Blutergebnis. Um es kurz zu machen: Ausnahmslos alle getesteten Parameter hatten sich seit meiner letzten Untersuchung vor Beginn des Fastens verbessert. Meine Triglyceride waren nicht nur innerhalb der Grenzwerte, sondern lagen sogar perfekt im Mittelfeld der selbigen. Gleichzeitig war mein LDL-Cholesterin gesunken, während das HDL gestiegen war. Auch Leber-, Nieren- und Entzündungswerte hatten sich von ihrem ohnehin schon guten Ausgangswerten weiter verbessert. All das wohlgemerkt ohne, dass ich die Art meiner Nahrung oder mein Bewegungspensum nennenswert verändert hätte. Im Gegenteil war ich deutlich unsportlicher und ernährte mich weniger bewusst, als dies zu Zeiten von so manch schlechterer Blutprobe in früheren Jahren der Fall war. Meine Ärztin war sehr zufrieden mit den Ergebnissen und ich selbst war geradezu euphorisch. Schließlich hatte ich gerade die wahrscheinlich besten Laborwerte meines erwachsenen Lebens eingefahren – und zwar mit einer, (nach etwas holprigem Start) für mich überraschend einfach einzuhaltenden Umstellung der Essenszeiten. Spätestens an diesem Punkt war für mich klar, dass ich dem Kurzzeitfasten auch in Zukunft treu bleiben würde.

Und heute? Inzwischen scheint mein Körper sein Idealgewicht gefunden zu haben. Zumindest liege ich seit gut einem halben Jahr absolut konstant bei 66 kg. Ganz egal wie viel ich auch esse, die Waage rührt sich nicht. Würde ich mir das Gerät nicht mit meiner Frau teilen, könnte ich mir auch die Batterien sparen und einfach mit Filzstift 66 kg auf das Display schreiben. Dabei habe ich in letzter Zeit auch wieder verstärkt mit Krafttraining begonnen, um ein wenig zusätzliche Muskelmasse aufzubauen. Allerdings habe ich momentan noch den Eindruck, dass mein Körper diese eins zu eins gegen weiteren Fettabbau eintauscht. Bisher ist es mir jedenfalls trotz sichtbarem Muskelzuwachs nicht gelungen, unterm Strich nennenswert zuzunehmen. Auch mein Bauchumfang ist ebenso gleichbleibend bei 77 cm und inzwischen habe ich genug Vertrauen in die Langfristigkeit dieses Effekts, dass ich damit begonnen habe, meine zu groß gewordenen Anzüge ändern zu lassen.

Ein weiteres für mich absolut großartiges Resultat des Kurzzeitfastens, das jenseits von Körpergewicht und Gesundheit liegt und das ich bereits angeführt hatte, ist die gewonnene Freiheit beim Essen durch die vollständige Abwesenheit von Hunger in meinem Alltag. Ich gebe Ihnen ein Beispiel: Im Rahmen meines Berufs war ich in letzter Zeit immer mal wieder auf Messen zu Gast. Das bedeutete häufig um 4:30 Uhr aufzustehen und wenig später zum Flughafen zu fahren, damit ich pünktlich zur Eröffnung auf dem jeweiligen Messegelände ankomme. Zurück zuhause war ich an solchen Tagen in der Regel frühestens gegen 21 Uhr. Wer schon einmal auf einer Messe war, der weiß, dass das Essen dort in den seltensten Fällen besonders lecker, geschweige denn besonders gesund ist. Dafür kostet es aber umso mehr. Anstatt also überteuertes Essen in mich hineinzustopfen, das mir noch nicht einmal schmeckt, habe ich es zuletzt so gemacht, dass ich an diesen Tagen einfach komplett auf Nahrung verzichtet habe. Da mein Körper mittlerweile wirklich gut an den Fettstoffwechsel angepasst ist, habe ich dabei keinerlei Leistungseinschränkungen - und jeder der schon einmal von morgens bis abends auf einer Messe war, kann bestätigen, wie anstrengend so ein Tag ist. Allerdings ist die Möglichkeit des bewussten Verzichts auf Nahrung nur die eine Seite und das Ganze funktioniert natürlich auch andersherum. Während zum Beispiel auf Feiern viele Gäste um mich herum offensichtlich sehr genau darauf achten, wie viel sie essen dürfen, erwecke ich wahrscheinlich immer wieder den Eindruck, das Buffet im Zweifelsfall auch ganz alleine zu verspeisen. Ein schlechtes Gewissen wegen meiner Figur? Fehlanzeige! Diese absolute Freiheit selbst zu entscheiden, ob man mal eine gewisse Zeit lang gar nichts oder, wenn es gerade besonders gut schmeckt, beliebig große Mengen isst, muss man einfach mal erlebt haben.

Wie schon erwähnt, habe ich festgestellt, dass die Anpassung meines Körpers an meine Ernährungszyklen selbst nach vielen Monaten noch fortlaufend besser wurde. So ist das unbändige Verlangen nach großen Mengen Nahrung und Kohlenhydraten gegen Ende der Fastenphasen bei mir erst nach etwa einem Jahr wirklich verschwunden. Heute esse ich selbst im Anschluss an lange Fastenphasen von 20 und mehr Stunden ganz gewöhnliche Portionsgrößen. Auch was den Hunger innerhalb der Fastenphasen anbelangt, habe ich festgestellt, dass dieser graduell immer weniger wird. Wie schon im letzten Kapitel beschrieben, empfinde ich nach fast zwei Jahren des Kurzzeitfastens selbst Fastenzyklen von 24 Stunden nicht mehr als unangenehm oder herausfordernd. Stimmung und Leistungsfähigkeit bleiben auch während solch langer Phasen konstant und ich kann problemlos nach 22 Stunden ohne Nahrung noch zwei Stunden Sport machen, bevor ich etwas esse. Genau diese sportliche Betätigung im Fastenzustand scheint in den letzten 6 Monaten auch noch einmal massiv zur Verbesserung meines Fettstoffwechsels beigetragen zu haben und tut dies bis heute.

6.2 – Die weibliche Perspektive

Da ich mit meiner Ausgangssituation als nicht wirklich übergewichtiger Mann mit einem recht breiten Erfahrungsschatz in Sachen Sport und Ernährung sicher nicht alle Leser dieses Buches repräsentiere, dachte ich mir, dass eine zweite Perspektive sicher nicht schaden könnte. Aus diesem Grund fragte ich Sabine, eine Freundin meiner Familie, ob sie bereit wäre, ihre eigenen Erfahrungen mit dem Kurzzeitfasten zu diesem Buch beizusteuern. Neben der Tatsache, dass Sabine weiblich ist, bringt sie auch durch ihr höheres Alter (als Gentleman verrate ich Ihnen aber nur, dass sie selbst schon zwei Kinder großgezogen hat) und die Tatsache, dass sie nach eigener Aussage mindestens 15 kg zu viel auf die Waage brachte, eine durchaus lohnenswerte zweite Sicht auf das Thema. Damit aber vorerst genug von mir und stattdessen der Text, den Sabine mir freundlicherweise für Sie zur Verfügung gestellt hat:

„Mensch, bist du schlank geworden!" Das war meine erste Reaktion, als ich Daniel vor etwas mehr als einem halben Jahr mal wieder gesehen habe. Seit unserem letzten Treffen war mehr als ein Jahr vergangen und es ist ja oft so, dass einem solche Dinge nach so langer Zeit ganz besonders auffallen. Natürlich war ich neugierig, wie er das geschafft hatte! Ich selbst trage seit ich denken kann ein paar Kilo zu viel mit mir herum, aber seit ein paar Jahren geht die Waage ständig nach oben. Alle Versuche, wenigstens ein paar der mindestens 15 überschüssigen Kilos los zu werden und meine Essgewohnheiten dauerhaft umzustellen sind bisher leider gescheitert... Nicht, dass ich nicht schon viel ausprobiert hätte! Aber auf Dauer fand ich es jedes Mal zu kompliziert oder einfach nicht lecker genug, mich „gesund" zu ernähren und dabei auch noch weniger zu essen. Als Daniel mir dann von seiner neuen Entdeckung, dem „Kurzzeitfasten", erzählt hat, klang das Konzept für mich erstmal relativ unglaubwürdig. Wie soll das denn

funktionieren, dass alleine das Timing beim Essen so einen großen Unterschied macht? Aber bei ihm schien es ja offensichtlich zu funktionieren! Wo vorher noch ein kleiner Bauchansatz zu sehen war, war jetzt beim besten Willen kein Speck mehr zu erahnen. Also entschied ich mich, dem Konzept eine Chance zu geben. Aber meine Erwartung war gering. Diäten, die vielversprechend klingen hatte ich eigentlich schon oft genug ausprobiert. Trotzdem habe ich mir vorgenommen, für 1 - 2 Wochen zu testen, wie ich überhaupt mit der Umstellung auf einen Essenszyklus von 16 Stunden Fasten und 8 Stunden essen zurechtkomme. Daniel hatte mir empfohlen, es etwas langsamer angehen zu lassen, aber ehrlich gesagt hatte ich wenig Lust auf lange Eingewöhnungszeiten und wollte lieber zügig Gewissheit, ob ich mit diesem Rhythmus zurechtkommen könnte oder nicht. Außerdem bin ich ja schon recht fastenerfahren und kenne die anfänglichen Nebenwirkungen. Die ersten Tage waren zugegebenermaßen nicht sehr angenehm. Damit ich nicht hungrig ins Bett gehen muss, habe ich mich dafür entschieden, das Frühstück ausfallen zu lassen. Sonst war das immer ein schöner Start in den Tag, auf den ich jetzt verzichten musste, und genau danach hat es sich leider auch erstmal angefühlt: Verzicht! Da ich Kaffee nur mit viel Milch mag, die leider einige Kalorien hat, musste auch der morgendliche Kaffee durch grünen Tee ersetzt werden – ein bisschen Koffein muss schon sein. Alles in allem war damit meine Laune aber in den ersten Tagen morgens schon auf ihrem Tiefpunkt, bis ich dann endlich mit Heißhunger Mittag essen konnte. Die erste Woche habe ich mir schon ernsthaft Sorgen gemacht, dass diese „Diät" genauso schwer einzuhalten ist wie alle anderen. Zum Glück meldete sich Daniel alle paar Tage mal, um zu hören, wie es so klappt, Tipps zu geben und mir Mut zu machen, dass es bald besser würde. Tatsächlich hielt diese Phase nur ein paar Tage an und bereits in der zweiten oder dritten Woche habe ich das Frühstück nicht mehr vermisst und war froh über die gesparte Zeit und den ‚leichten' Start in den Tag. Duschen, anziehen, schminken, fertig – alles in allem bleibt da eine halbe Stunde mehr Zeit für andere Dinge. Und das Tolle war: Obwohl ich den Rest der Tage ganz normal gegessen habe, ohne mir großartig Gedanken über das 'was' und 'wie viel' zu machen, gab meine Waage mir das befriedigende

Feedback, dass der Zeiger sich mal langsam rückwärts oder zumindest auf der gleichen Stelle bewegte, statt wie sonst weiter nach oben zu wandern. Damit stand meine Entscheidung fest, dem Konzept eine Chance zu geben und es etwas länger durchzuhalten, bis sich wirkliche Erfolge einstellen.

Ich muss zugeben, die Einhaltung der Zeiten gelingt mir nicht immer. Auch nach sechs Monaten überkommt mich manchmal die Lust zu frühstücken, und manchmal habe ich auch abends um neun oder zehn Uhr noch Lust auf Süßigkeiten. Zum Glück ist das Ganze aber so flexibel, dass diese Ausreißer keinen großen Einfluss auf das Gewicht haben, so lange sie die Ausnahme bleiben oder ich am nächsten Tag dafür einfach etwas länger nichts esse.

Neben dem geringeren Gewicht habe ich noch ein paar andere Effekte bemerkt, die sich nach der Umstellung auf das Kurzzeitfasten bemerkbar gemacht haben. Früher hatte ich oft schlechte Laune, wenn ich länger nichts gegessen habe oder bei der Arbeit nachmittags nicht die gewohnte Ration Schokolade bekam. Inzwischen verlangt mein Körper nicht mehr so oft nach Nachschub, und manchmal bin ich richtig überrascht, dass der Nachmittag schon um ist und ich nicht ein einziges Mal an Essen gedacht habe. Selbst wenn sich der Gedanke mal nicht vermeiden lässt, bin ich durch die regelmäßigen Fastenzeiten eher daran gewöhnt, ihn wieder beiseite zu schieben, ohne dass er mir weiter im Kopf herum kreist. Außerdem habe ich das Gefühl, dass mein Körper durch das Fasten resistenter gegen Stress geworden ist. Wo ich mich früher in stressigen Situationen öfter überfordert gefühlt habe, bin ich inzwischen entspannter und damit viel effizienter geworden. Als ich Daniel mal davon erzählt habe, hat er die Theorie aufgestellt, dass der Körper durch den Essensentzug an körperlichen Stress „gewöhnt" ist, und damit wirkliche Stressphasen nicht mehr so eine hohe Auswirkung auf die Hormone haben. Keine Ahnung ob das stimmt, die Hauptsache ist: es wirkt.

Nach ein paar Monaten des Kurzzeitfastens kam dann die offizielle Fastenzeit des Jahres immer näher. Karneval war vorbei, und in meinem Familien- und Freundeskreis fingen einige mit dem alljährlichen Heilfasten an. Ich selbst habe in der Vergangenheit schon öfter ein oder zwei Wochen Saftfasten gemacht, aber leider hielt der schnelle Erfolg nie lange an. Im nächsten Jahr hatte ich vor der neuen Fastenwoche immer mindestens das gleiche oder ein noch höheres Ausgangsgewicht. Die schlechte Nachricht zuerst: Leider hat das Kurzzeitfasten meinen Körper nicht davor bewahrt, in den ersten beiden Tagen Kopfschmerzen und ein sehr großes Hungergefühl zu bekommen. Dafür gibt es aber auch eine gute Nachricht: Mein Gewicht ist seit den Aufbautagen nicht nur konstant geblieben, sondern inzwischen sogar weiter gesunken! Der Erfolg hält zwar erst seit zwei Monaten an, dafür hat er sich aber ganz ohne Ernährungsumstellung und sonstige Einschränkungen eingestellt (zumindest fühlt es sich inzwischen so an). Auch wenn Daniel mir schon öfter gesagt hat, dass er die Quälerei beim Heilfasten unsinnig findet, lässt es sich doch mit dem Kurzzeitfasten sehr gut kombinieren. Aber wahrscheinlich muss hier jeder seine eigenen Erfahrungen machen, und bei mir hat sich beides prima ergänzt.

Bisher habe ich immerhin schon 8 kg runter. Für ein halbes Jahr zwar nicht wahnsinnig viel, aber besser als anders herum, oder? In einem Jahr sehen wir weiter, aber bis dahin habe ich den festen Vorsatz, an dem Konzept festzuhalten – und das fühlt sich ausnahmsweise sogar so an, als könnte es wirklich klappen mit dem Wunschgewicht.

6.3 – Zeit für Ihre Erfahrungen

Die Erlebnisse und Erfolge, die ich Ihnen in diesem Kapitel geschildert habe, wurden auch durch viele weitere Personen aus meinem Umfeld bestätigt, die ich erfolgreich für das Kurzzeitfasten begeistern konnte. Darüber hinaus finden sich auch im Internet unzählige Erfolgsgeschichten von Menschen, die auf anderem Wege mit dem Thema in Kontakt gekommen sind. Dabei nutzen einige das Konzept als dauerhafte Ernährungsvariante, während andere es eher kurzfristig betreiben, um ihr Gewicht bei Bedarf wieder nach unten zu regulieren.

All das sind aber in erster Linie eines: individuelle Erfahrungen, die bei jedem von Ihnen ein wenig anders ausfallen können. Deswegen sind jetzt Sie an der Reihe! Werden Sie zum Wissenschaftler! Probieren Sie Dinge aus, variieren Sie Parameter, messen Sie nach, machen Sie Fotos, sammeln Sie Daten, hinterfragen Sie Ergebnisse und ziehen Sie Schlussfolgerungen. Nichts ist so motivierend, wie die positiven Veränderungen am eigenen Leib mitzuerleben, die eigenen Erfolge zu dokumentieren sowie Misserfolge zu überwinden und nach einigen Wochen einen persönlichen Vorher- / Nachher-Vergleich zu haben. Natürlich würde ich mich freuen, wenn Sie Ihre Erfahrungen mit mir teilen und mir vielleicht sogar gestatten, Ihre eigenen Erkenntnisse und Tipps auf www.kurzzeitfasten.de auch anderen Menschen zugänglich zu machen. Selbstverständlich auf Wunsch anonymisiert.

7 – Gesunde und zweckmäßige Ernährung kann so einfach sein

7.1 – Lust auf Genuss, statt Zwang nach Plan

Bereits im Titel des Buches habe ich Ihnen das Versprechen gegeben, dass ein wesentlicher Vorteil des Kurzzeitfastens darin besteht, dass Sie Ihre Ernährung weiterhin selbst bestimmen, also alles essen dürfen, was Sie möchten. Bei dieser Aussage bleibe ich auch und Sie sind im Rahmen des Kurzzeitfastens keineswegs auf eine Ernährungsumstellung angewiesen, um die beschriebenen Resultate zu erzielen. Allerdings bin ich überzeugt, dass, wenn Sie sich an dieser Stelle des Buches dafür entschieden haben, meinem Konzept zu folgen, Sie schnell feststellen werden, dass sich Ihre grundsätzliche Einstellung zum Essen positiv verändert. Allein die Tatsache, dass Sie nicht mehr zu jeder Zeit irgendwelche Dinge weitgehend unreflektiert in sich hinein stopfen, wird die Qualität Ihrer durchschnittlichen Ernährung spürbar anheben. Denn viele Situationen, in denen Sie einfach aus Langeweile oder leichtem Appetit ziemlichen ‚Müll' gegessen haben, werden zukünftig in Ihre Fastenzeit fallen. Praktisch, oder? Allein diese Tatsache wird Ihnen zukünftig eine Menge unnötige Kalorien einsparen und so den positiven Effekt des Kurzzeitfastens auf Ihre Figur noch verstärken. Gleichzeitig werden Sie aber auch kein schlechtes Gewissen mehr haben müssen, selbst wenn Sie bei Ihren ‚Lieblings-Sünden' mal so richtig zuschlagen. Auch das dürfte Ihre allgemeine Einstellung zum Essen deutlich ungezwungener und insgesamt positiver gestalten. Vor allem aber bekommen

Lebensmittel für Sie durch das Kurzzeitfasten wieder einen echten Wert, denn Sie nehmen in Zukunft vor allem dann Nahrung zu sich, wenn Sie auch wirklich Hunger haben. Achten Sie in den ersten Wochen mal darauf, wie sich der Anteil gesunder und eher ungesunder Lebensmittel auf Ihrem Speiseplan allein dadurch verändert, dass Essen kein ständiger Automatismus mehr ist. Ein Effekt, den auch viele Anhänger längeren Fastens sehr schätzen, der sich im Alltag aber meist nach kurzer Zeit wieder verliert. Das wird bei Ihnen zum Glück anders sein, denn Sie erleben diesen positiven Fasteneffekt jeden Tag aufs Neue - noch dazu, ohne gleich für zwei ganze Wochen auf feste Nahrung verzichten zu müssen. Auch wenn Ihr Körper Ihnen zukünftig viel deutlichere Signale geben wird, welche Lebensmittel gut für ihn sind, bedeutet das natürlich nicht, dass Sie sich ausschließlich gesund ernähren werden. Ich selbst bin nach wie vor ein leidenschaftlicher Fan so mancher eher unrühmlichen Leckerei. Besonders Pizza steht bei mir mit großer Regelmäßigkeit auf dem Speiseplan und meine Liebe für dieses Gericht hat schon so manches meiner früheren Diät-Vorhaben zum Scheitern gebracht. Trotzdem habe ich mit dem Kurzzeitfasten nicht nur Erfolge erzielt, die ich nie für möglich gehalten hätte, sondern ernähre mich noch dazu ausgewogener und gesünder als das in der Vergangenheit der Fall war. Und im Gegensatz zu früheren (leider immer nur temporären) Ernährungsumstellungen, war dieses Mal weder Willenskraft, noch eine regelmäßige Selbstermahnung zur Einhaltung guter Vorsätze erforderlich.

Natürlich hat mir bei der bewussteren und somit gesünderen Auswahl meiner Nahrungsmittel die Tatsache geholfen, dass ich mich auf diesem Gebiet bereits sehr gut auskannte. Dadurch konnte ich meine Lust auf mehr Qualität beim Essen sicherlich zielstrebiger befriedigen, als es jemandem ohne ein grundlegendes Wissen zu gesunder Ernährung möglich gewesen wäre. Aus genau diesem Grund habe ich mich dafür entschieden, dieses Thema ebenfalls zu einem Bestandteil meines Buches zu machen. Denn auch wenn Sie Ihre Nahrungsauswahl gar nicht umstellen müssten, um mit dem Kurzzeitfasten erfolgreich zu sein, bin ich mir ziemlich sicher, dass viele es trotzdem wollen werden.

Da es sich bei meinem Konzept nicht um eine Diät handelt, muss ich glücklicherweise nicht den Weg vieler Ernährungsratgeber gehen und Ihnen eine detaillierte Aufstellung von Essensplänen mit vordefinierten Abnehm-Rezepten vorgeben. Daran würden Sie sich ohnehin bestenfalls für ein paar Wochen halten, jedoch sicher nicht für den Rest Ihres Lebens. Ich vermute, damit haben Sie auch selbst schon einschlägige Erfahrung gesammelt. Daher werde ich die nächsten Kapitel lieber dazu nutzen, Ihnen die wirklich wichtigen Grundlagen einer gesunden Ernährung zu vermitteln. Das ist ohnehin viel spannender als große Tabellen, die mit Wochentagen und viel zu kleinen Mahlzeiten gefüllt sind. Außerdem bringt es Ihnen deutlich mehr, wenn Sie, anstatt unreflektiert irgendwelchen Vorgaben zu folgen, feststellen, dass eine insgesamt gesunde Ernährung im Prinzip erstaunlich einfach ist. Dann können Sie sich nämlich anschließend darauf konzentrieren, am eigenen Leib zu erkunden, wie sich bestimmte Anpassungen Ihres Speiseplans und eine höhere Qualität beim Essen auf Ihre Leistungsfähigkeit und Ihr Wohlbefinden auswirken. Dank des Kurzzeitfastens haben Sie die idealen Voraussetzungen für eine solche Entdeckungsreise. Es ist nämlich wirklich erstaunlich, was für einen Unterschied man plötzlich in Bezug auf den tatsächlichen ‚Nährwert' von Lebensmitteln feststellt, wenn der Organismus nicht mehr in einem ununterbrochenen Verdauungsmodus verharrt. Bei meiner Frau und mir führte diese Sensibilisierung zum Beispiel dazu, dass wir uns seit dem Ende meines Experiments (um dieses nicht zu verfälschen hatte ich meine Nahrungsauswahl in den ersten sechs Monaten möglichst unverändert gelassen) deutlich fleischärmer ernähren. Zum einen, weil wir beide festgestellt haben, dass uns Fleisch gerade als erste Mahlzeit nach dem Fasten ziemlich schwer im Magen liegt und zum anderen weil uns Obst und Gemüse in nahezu jeder Variation auf einmal überraschend gut schmeckt.

7.2 – Die Ernährung unserer Ur-Ahnen

Sinn und Unsinn sowie Vor- und Nachteile unterschiedlicher Diät-Muster zu analysieren würde nicht nur den Rahmen dieses Buches sprengen, sondern brächte Ihnen obendrein keinen Mehrwert. Schließlich lautet die eigentliche Botschaft ja, dass Sie derartige inhaltliche Einschränkungen beim Essen gar nicht brauchen, um gesund und schlank zu sein. Allerdings gibt es eine Diät, die sich zunehmender Popularität erfreut und die in gleich zweierlei Hinsicht gut in dieses Buch passt. Denn zum einen hatte ich eine sehr ähnliche Theorie bereits bei den Gründen für die Wirksamkeit des Kurzzeitfastens ins Spiel gebracht und zum anderen lässt sich daran sehr schön eine andere Kernaussage von mir herleiten. Aber der Reihe nach. Die Diät von der ich rede, ist die im Englischen auch als ‚Paleo Diet' bezeichnete Steinzeitdiät. Die eigentlich recht einleuchtende Grundaussage der Erfinder dieser Ernährungsform lautet, dass unsere heutige Ernährung sich deutlich von dem Unterscheidet, woran sich unser Organismus in Jahrmillionen der Evolution angepasst hat. Daher wird eine Ernährung mit möglichst unverarbeiteten Lebensmitteln empfohlen, wie sie auch unseren frühen Vorfahren zur Verfügung stand. Daraus wird dann eine Ernährung abgeleitet, die sich, abgesehen von dem hohen empfohlenen Fleischkonsum, auch aus Sicht aktueller wissenschaftlicher Erkenntnisse als durchaus gesund bezeichnen lässt. Außerdem hatte ich die Tatsache, dass Viehzucht und Ackerbau ebenso neue Phänomene sind, wie die ständige Verfügbarkeit von Nahrung, ja bereits in einem anderen Zusammenhang aufgezeigt. Wenn also aus eben diesen biologisch-historischen Gründen kurze Fastenphasen gut für unseren Körper sind, müsste sich diese Logik doch auch für die Zusammensetzung der Nahrung übertragen lassen, oder?

Wenn Sie bei dieser Überlegung zustimmend nicken, dann haben wir definitiv etwas gemeinsam. Denn so habe ich auch reagiert, als ich bei meinen Recherchen zum Kurzzeitfasten auf diese Theorie stieß. Selbstverständlich habe ich es nicht dabei belassen zustimmend anzuerkennen, dass dieser Ansatz sehr logisch klingt und entsprechend auch stimmen müsste. Stattdessen habe ich angefangen zu recherchieren, ob sich die Behauptungen, die jene Paleo-Befürworter in Bezug auf die Ernährung unserer Vorfahren aufstellen, denn auch belegen lassen. Schnell musste ich feststellen, dass dieses Thema durchaus komplex ist und eine Vielzahl an Facetten beinhaltet. Denn während die Anhänger dieser Ernährungsform durchaus mit wissenschaftlichen Erkenntnissen aufwarten können, die ihre Aussagen untermauern, lässt sich auch sehr schlüssig argumentieren, dass die heute propagierte Steinzeit-Ernährung in etwa so viel mit der tatsächlichen Nahrung unserer Ur-Ahnen gemeinsam hat, wie ein Fahrrad mit einem Formel 1 Boliden.

Wenn Sie dieses Thema interessiert, sollten Sie sich übrigens unbedingt den entsprechenden Vortrag von Christina Warriner bei Youtube ansehen.[53] Dort wird meine kurze Abhandlung über die logischen Fallstricke von Steinzeitdiäten noch einmal ausführlicher vermittelt.

Um es an dieser Stelle überschaubar zu halten, werde ich mich auf die beiden wesentlichen logischen Schwachpunkte dieser Ernährungsphilosophie beschränken. Zum einen wird in den existierenden Ratgebern zur Paleo-Diät der Eindruck erweckt, die in unserer modernen Zeit verfügbaren Nahrungsmittel wären vergleichbar mit jenen von vor vielen hunderttausend Jahren. Zu unserem großen Glück ist das nicht ansatzweise der Fall. Vielmehr wurden die Pflanzen, die wir heute verzehren, über Generationen hinweg in für uns Menschen zweckmäßigere Formen gezüchtet. Eine Ur-Karotte würden die meisten von uns ebenso wenig erkennen, wie eine Ur-

Banane oder einen wilden Brokkoli. Geschweige denn, dass Sie diese für genießbar halten würden. Denn die menschliche Fähigkeit Pflanzen gezielt zu kultivieren hat nicht nur das Aussehen dieser Lebensmittel nach unseren Wünschen verändert, sondern auch deren Inhaltsstoffe. Ein Umstand, für den wir durchaus dankbar sein sollten, denn viele Pflanzen, die wir heute als sehr gesund und bekömmlich kennen, waren in ihrer ursprünglichen Form noch recht gut darin, sich durch unangenehmen Geschmack oder Gifte vor unerwünschtem Verzehr zu schützen. Auch bei den tierischen Lebensmitteln hat sich seit damals einiges verändert. So dürften domestizierte Kühe und Schweine wohl eher nicht auf dem Speiseplan des frühen Menschen gestanden haben. Aber nehmen wir einfach mal an, die Lebensmittel einer modernen Steinzeitdiät würden weitgehend ähnlich auf unseren Organismus wirken, wie jene, die unsere Vorfahren zur Verfügung hatten. Wie wäre denn dann die typische Zusammensetzung im Speiseplan? Genau hier kommt das zweite große Problem ins Spiel: Die eine, typische Steinzeit-Ernährung gibt es einfach nicht. Der Mensch war bereits vor hunderttausenden von Jahren ausgesprochen gut darin, mit ganz unterschiedlichen Lebensräumen zurecht zu kommen. Ebenso unterschiedlich wie seine Umgebung, war entsprechend seine Ernährung. Während in einigen Regionen viel tierische Nahrung in Form von Fleisch oder Fisch verfügbar war, gab es andere Völker, die sich fast ausschließlich pflanzlich ernährt haben. Von daher wäre die Aussage, dass aus evolutionsbiologischer Sicht eine fleischlastige Ernährung vorzuziehen sei, ebenso falsch, wie die umgekehrte Schlussfolgerung.

Was machen wir nun mit dieser Erkenntnis? Zunächst einmal unterstreicht sie das, was ich Ihnen bereits relativ früh in diesem Buch vermittelt habe: Die eine, ‚wahre' Diät gibt es nicht. Jeder Mensch ist anders und reagiert auf gewisse Stimuli ganz individuell. Zwar gibt es zu vielen Themen klare statistische Tendenzen - beispielsweise, dass Kurzzeitfasten grundsätzlich wirkt - aber diese müssen eben nicht zwingend auf jeden Einzelnen gleich zutreffen. Um Ihnen ein Beispiel zu geben: Während manch einer von Ihnen in der Vergangenheit vielleicht gute Ergebnisse mit einer Reduktion von Kohlenhydraten erzielt hat, fuhr manch anderer mit einer fettarmen Diät deutlich besser. In beiden Fällen ist das dahinterliegende Grundprinzip, welches besagt, dass eine geringere Kalorienaufnahme zu Gewichtsverlust führt, gleichermaßen korrekt. Lediglich der Weg dorthin ist ein anderer. Daher gilt bei der Frage, wie die inhaltliche Zusammenstellung Ihres Speiseplans im Rahmen des Kurzzeitfastens aussehen sollte, das Gleiche, wie auch bei der Variation Ihrer Fastenzyklen: Am Ende bringt Ihnen der Selbstversuch die größte Gewissheit darüber, was gut für Sie ist und vor allem, womit Sie auch langfristig am Ball bleiben. Ob das dann eine als ‚steinzeitlich' bezeichnete oder eine ‚moderne' Nahrungsauswahl ist, hängt stark von Ihren persönlichen Präferenzen ab.

Bei allem individuellen Für und Wider so mancher Ausgestaltungsmöglichkeiten gibt es aber auch viele grundlegende Aspekte einer gesunden Ernährung, die durchaus als allgemeingültig angesehen werden können und die ich Ihnen auf den folgenden Seiten vorstellen möchte.

7.3 – Hochwertig und frisch, statt billig und verarbeitet

Zumindest in diesem Punkt kann ich den Paleo-Anhängern uneingeschränkt zustimmen. Gleichzeitig ist diese Aussage so trivial, dass ich sie mir wahrscheinlich fast hätte sparen können. Aber eben nur fast. Denn auch wenn wahrscheinlich jeder ganz genau weiß, dass frische, selbst zubereitete Lebensmittel gesünder sind als industriell verarbeitete Fertigprodukte, so heißt das eben häufig nicht, dass wir auch danach handeln. Daher an dieser Stelle noch einmal die explizite Erinnerung: Gehen Sie mal wieder auf dem Wochenmarkt einkaufen oder ziehen Sie die Gemüseabteilung Ihres Supermarktes dessen Tiefkühltruhe vor. Kaufen Sie sich ein mediterranes Kochbuch oder melden Sie sich zu einem vegetarischen Kochkurs an. So finden Sie neue Inspiration für mehr Vielfalt und Frische beim Essen.

Apropos Vielfalt: Grundsätzlich gilt in Bezug auf Ihren Speiseplan die Faustregel „je bunter Ihre Lebensmittelauswahl, desto gesünder ist Ihre Ernährung“. Bevor Sie sich jetzt aber zu früh freuen: Gummibärchen und Smarties sind von dieser Aussage leider ausgenommen. Ansonsten sollte Ihr Teller aber möglichst ebenso bunt sein, wie Ihr Leben. Greifen Sie also gerade bei Obst und Gemüse kräftig und breit gefächert zu. Auf die Art sorgen Sie dafür, dass Sie ideal mit allen wichtigen Vitaminen, Mineralien und Spurenelementen versorgt sind. Ein weiterer wesentlicher Grund dafür, dass diese Lebensmittel eine gesundheitsfördernde Wirkung aufweisen, liegt tatsächlich in deren Farbe selbst begründet. Die enthaltenen Farbstoffe gehören nämlich zu den sogenannten sekundären Pflanzenstoffen, die - zumindest in essbaren Pflanzen - eine ganze Reihe positiver Wirkungen entfalten. Diese sind erstaunlich ähnlich zu jenen, die wir auch schon im Zusammenhang mit dem Kurzzeitfasten gesehen haben und umfassen unter anderem entzündungs- und krebshemmende, blutdrucksenkende oder herzschützende Effekte. Zu den sekundären Pflanzenstoffen gehören übrigens auch die zellschützenden Antioxidantien, die manchen Lebensmitteln sogar gezielt zugesetzt werden. Zwei natürliche Quellen für sekundäre Pflanzenstoffe, die als besonders gesund gelten, sind zum Beispiel Brokkoli und rote Beeren. Wenn Sie diese auf den ersten Blick sehr gegensätzlichen Zutaten kombinieren wollen, probieren Sie doch mal einen Smoothie mit zwei Teilen roten Beeren und einem Teil Brokkoli - beides ruhig tiefgefroren. Dazu Banane und je nach Geschmack noch Haferflocken, Joghurt und eine Prise Zimt. Das Ganze mit einem Fruchtsaft Ihrer Wahl aufgießen und ab damit in den Mixer. So einfach und lecker haben Sie einen unschlagbar gesunden Snack, der es in Sachen Genussfaktor locker mit Schokolade oder Limo aufnehmen kann. Allerdings auch in Bezug auf die Kalorienmenge...

Auf den Punkt gebracht:

- Kaufen und kochen Sie frisch! Das macht Spaß, schmeckt besser und ist vor allem deutlich gesünder, als der Verzehr industriell verarbeiteter Lebensmittel.

- Treiben Sie's bunt - das ist nicht nur lecker, sondern hält Sie noch dazu fit und gesund.

7.4 – Die bösen, bösen Kohlenhydrate

Auch wenn der immense Hype, der in den letzten Jahren um Low-Carb Diäten gemacht wurde, diese Botschaft mittlerweile in vielen Köpfen verankert hat, so bedeutet das noch lange nicht, dass sie auch richtig wäre. Wie so oft ist es eben auch bei den Kohlenhydraten nicht alles schwarz und weiß, sondern es lohnt sich, eine etwas differenziertere Betrachtung zu wagen.

Zunächst ist es von Vorteil zu wissen, was Kohlenhydrate beziehungsweise ‚Saccharide' eigentlich sind und welche unterschiedlichen Arten sich hinter diesem Überbegriff verbergen. Wahrscheinlich haben Sie schon häufiger den Rat gehört oder gelesen, dass ‚komplexe' Kohlenhydrate besser sind als ‚einfache'. Diese Aussage ist für eine gesunde Ernährung schon deutlich sinnvoller, als eine generelle Verdammung aller Kohlenhydrate von Ihrem Speiseplan. Aber was bedeutet denn einfach und komplex? Diese Bezeichnung zielt auf die chemische Struktur ab und gibt an, aus wie vielen verketteten Zuckermolekülen ein Kohlenhydrat besteht. Man unterscheidet zwischen Mono-, Di- und Polysacchariden oder auf Gutdeutsch Einfach-, Zweifach und Mehrfachzuckern. Bei den ersten Beiden handelt es sich um jene Stoffe, die wir auch im normalen Sprachgebrauch als Zucker kennen und die den einfachen Kohlenhydraten zugerechnet werden. Als komplexe Kohlenhydrate werden die Polysaccharide oder Mehrfachzucker bezeichnet, zu denen beispielsweise die Stärke zählt. Übrigens fallen auch die meisten Ballaststoffe in diese Gruppe. Allerdings werden sie in Nährwerttabellen aufgrund ihrer Unverdaulichkeit für den Menschen nicht als Kohlenhydrate aufgeführt, sondern häufig gesondert ausgewiesen.

Diese kurze Einführung hilft uns ungemein beim Verständnis, warum manche Kohlenhydrate als ‚gut' und andere als ‚schlecht' bezeichnet werden. Denn das hängt im Wesentlichen davon ab, wie leicht diese verdaut werden und welche Wirkungen sie im Organismus entfalten. Unser Körper benötigt Kohlenhydrate in Form des Einfachzuckers Glukose, der vielen auch unter den Namen Traubenzucker oder Dextrose bekannt sein dürfte. Zweifach und Mehrfachzucker können vom Dünndarm gar nicht erst aufgenommen werden und müssen zunächst zu Einfachzuckern aufgespalten werden. Gerade bei den komplexen Kohlenhydraten dauert dieser Prozess eine Weile, was sowohl die Verdauung, als auch den Anstieg des Blutzuckerspiegels verlangsamt. Durch die gleichzeitige Aufnahme von Ballaststoffen kann dieser Effekt noch verstärkt werden. Wenn Sie also zum Beispiel ein Stück Kuchen essen, wird ihr Blutzuckerspiegel bedeutend stärker ansteigen als nach der gleichen Menge Kohlenhydraten in einem Müsli oder Vollkornbrot.

Eine Kennzahl dafür, wie leicht oder schwer verdaulich bestimmte kohlenhydrathaltige Lebensmittel sind, ist der glykämische Index, beziehungsweise die glykämische Last. Je höher dieser Wert, desto schneller und höher ist der auf den Verzehr folgende Anstieg des Blutzuckerspiegels und als Reaktion darauf die Ausschüttung von Insulin. Im Rahmen von Diäten, die dem gesundheitlich durchaus sinnvollen Ansatz folgen, Blutzucker und Insulin einigermaßen konstant zu halten, wird daher meist dazu geraten, Zucker vollständig zu vermeiden und stärkehaltige Lebensmittel wie Reis, Nudeln oder Brot idealerweise gleich in deren Vollkornvarianten zu wählen. Nun weiß ich aber, dass das Thema Vollkorn von einigen Menschen höchst kontrovers diskutiert wird. Während es von vielen Ernährungsberatern als besonders gesund angepriesen wird, gibt es auch immer wieder kritische Stimmen, die Vollkornprodukte als höchst schädlich bezeichnen. Letztere Ansicht wird aber zumindest in wissenschaftlichen Kreisen bisher nur sehr vereinzelt geteilt. Die größte Gefahr, die viele Kritiker aufzeigen, sind bestimmte, in Hülsenfrüchten und Vollkornprodukten vorkommende Proteine, die sogenannten Lektine. Diese können in höherer Konzentration dazu führen, dass die roten Blutkörperchen verklumpen, was zu Kopfschmerzen und Magen-Darm-Beschwerden führen kann. Es werden noch deutlich weitergehende gesundheitliche Schädigungen angeführt, die ich persönlich aber für unseriös halte, da sie entweder nie nachgewiesen wurden oder immense Verzehrmengen voraussetzen. Hinzu kommt, dass die meisten Lektine nicht hitzebeständig sind, so dass beispielsweise Roggenbrot oder gekochte Bohnen völlig bedenkenlos verzehrt werden können. Eine Ausnahme stellt das Weizenlektin dar, das diese Hitzeempfindlichkeit leider nicht aufweist. Wer also auf Nummer sicher gehen möchte, könnte explizit diese Sorte Vollkorn meiden. Eine recht gute allgemeine Einschätzung zu diesem Thema gibt es übrigens auf der Webseite des ‚Verband für Unabhängige Ernährungsberatung e.V.'[54] Ansonsten bietet auch der Verzehr von frischem Obst oder von Kartoffeln, Nudeln und Reis eine hervorragende Möglichkeit, sich auf gesunde und definitiv unbedenkliche Weise mit Kohlenhydraten zu versorgen. Um auch ohne Vollkorn für ausreichend gesunde Ballaststoffe zu sorgen, sollten Sie auf den regelmäßigen Verzehr von (gegarten) Hülsenfrüchten oder Gemüse setzen. Für mich persönlich habe ich den Mittelweg gewählt: Weder vermeide ich Vollkorn, noch gebe ich mir besondere Mühe, nur diese Art von kohlenhydrathaltigen Lebensmitteln zu mir zu nehmen. Stattdessen halte ich meine Zuckeraufnahme moderat und wähle jene stärkehaltigen Speisen, die mir schmecken und bei denen ich das Gefühl habe, dass sie mir gut bekommen.

Apropos Zuckeraufnahme: Leider ändert auch das Kurzzeitfasten nichts daran, dass Industriezucker zwar sehr lecker, aber weit weniger gesund und sättigend ist, als komplexe Kohlenhydrate, die Sie idealerweise in Kombination mit Ballaststoffen zu sich nehmen. Zwar sind zuckerhaltige Lebensmittel bei diesem Konzept im Gegensatz zu vielen Diäten keineswegs verboten, aber Sie tun natürlich trotzdem gut daran, wenn diese nicht in Massen, sondern in vertretbaren Maßen auf Ihren Speiseplan kommen. Nicht umsonst spricht man in diesem Zusammenhang oft von ‚leeren Kalorien'. Denn abgesehen vom reinen Brennwert, liefern diese keinerlei zusätzlichen Mehrwert in Form von Vitaminen, Mineralien oder sekundären Pflanzenstoffen. Außerdem lässt sich an dieser Stelle doch noch eine sinnvolle Brücke zu den Anhängern der Paleo-Diäten schlagen. Denn so streitbar gewisse Kernthesen dieser Ernährungsform, auch sein mögen, auf eine durchschnittliche Aufnahme von 35 kg reinem Zucker pro Jahr, was etwa 33 Zuckerwürfeln am Tag entspricht, ist unser Körper historisch gesehen definitiv nicht ausgelegt.[55]

Auf den Punkt gebracht:

- Ein genereller Verzicht auf Kohlenhydrate ist weder notwendig noch sinnvoll.
- Die häufig getroffene Unterscheidung in ‚gute' (komplexe) und ‚schlechte' (einfache) Kohlenhydrate ist hingegen durchaus gerechtfertigt.
- Stärkehaltige Lebensmittel machen länger satt und wirken langsamer auf Blutzucker- und Insulinspiegel. Eine Kombination mit Ballaststoffen verstärkt diesen Effekt.

- Vollkornprodukte sind grundsätzlich empfehlenswert. Einzig beim Weizen gibt es begründete Vorbehalte.
- Zucker ist zwar nicht verboten, sollte aber mit Blick auf den gesundheitlichen Nutzen nur in Maßen verzehrt werden.

7.5 – Fett ist nicht gleich Fett

Genau wie bei den Kohlenhydraten, gibt es auch bei den Fetten durchaus Unterschiede, die es zu kennen lohnt. Je nach deren chemischer Struktur unterscheidet man zwischen gesättigten, einfach ungesättigten und mehrfach ungesättigten Fettsäuren. Die erste Variante, die insbesondere in tierischen Produkten (Milch, Butter, Fleisch und Wurst) aber auch als Palmfett vorkommt, gilt gemeinhin als ungesund und soll laut gängigen Empfehlungen nur in sehr moderaten Mengen verzehrt werden. Auch ich bin dieser Empfehlung lange Zeit gefolgt und habe Sie in den früheren Versionen dieses Buches vertreten. Allerdings hat mich kürzlich ein Leser meines Buches darauf aufmerksam gemacht, dass man tierische Produkte nach aktuellem Stand der Wissenschaft doch nicht aufgrund ihres enthaltenen Fetts verdammen sollte. In der Tat haben neuere Auswertungen einer Vielzahl von Studien gezeigt, dass die gesättigten Fettsäuren eventuell gar nicht so schädlich sind, wie man lange Zeit angenommen hat. Zumindest konnte nicht nachgewiesen werden, dass ein höherer Verzehr dieser Fette auch mit einem gehäuften Auftreten von Herz-Kreislauf-Erkrankungen einhergeht. Auch hat man festgestellt, dass der Anstieg des ‚schädlichen' LDL-Cholesterins sich nur auf dessen große Variante bezieht, die offenbar im Gegensatz zum kleinen, dichten LDL keine gesundheitsschädliche Wirkung hat.

Ist das nun ein Freibrief für einen ungehemmten Fleischkonsum? Aus meiner Sicht eher nicht, denn es gibt nach wie vor eine Vielzahl von Untersuchungen, die nahelegen, dass insbesondere ein hoher Anteil an rotem Fleisch in der Nahrung diverse Erkrankungen, wie beispielsweise Krebs oder Herz-Kreislauf-Probleme begünstigen kann. Dies muss nämlich nicht zwingend am darin enthaltenen Fett liegen, sondern kann auch auf andere

Inhaltsstoffe, wie beispielsweise Blutfarbstoffe, Kreatin oder L-Carnitin zurückzuführen sein. Ein eher moderater Verzehr gesättigter Fettsäuren kann Ihnen also im Zweifel einen indirekten gesundheitlichen Nutzen bringen, indem Sie dadurch gleichzeitig weniger der oben genannten Substanzen zu sich nehmen.

Einen definitiv positiven Effekt auf Ihre Gesundheit haben jedenfalls die einfach ungesättigten Fettsäuren, die das gute HDL-Cholesterin leicht ansteigen lassen und die Zellen elastisch halten. Die wichtigste Form einfach ungesättigter Fette ist die Omega-9 Fettsäure, auch Ölsäure genannt. Wollen Sie diese gezielt in Ihre Nahrung integrieren, bieten Oliven- und Rapsöl, ebenso wie Nüsse und Avocados eine reichhaltige Quelle.

Zu guter Letzt sind da noch die mehrfach ungesättigten Fettsäuren. Diese lassen sich leider nicht ganz so pauschal als gesund einstufen, wie ihre einfach ungesättigten Verwandten. Denn die meisten Menschen in der westlichen Welt sind deutlich überversorgt mit Omega-6 Fettsäuren, während es Ihnen an Omega-3 mangelt. Ein ideales Verhältnis dieser beiden mehrfach ungesättigten Fettsäuren in unserer Ernährung läge Ernährungsexperten zufolge zwischen 1 zu 1 und 3 zu 1. Leider sind wir in der Realität meilenweit davon entfernt und die tatsächlichen Zahlen liegen durch den zunehmenden Verzehr von pflanzlichen Ölen, die besonders reich an Omega-6 sind, eher im Bereich von 10 zu 1 und darüber.[56] Mit diesem massiven Ungleichgewicht wird auch eine Vielzahl von Zivilisationskrankheiten in Verbindung gebracht.[57] Leider ist es gar nicht so einfach, diesem Problem im Rahmen der täglichen Ernährung entgegenzuwirken. So gibt es nur ein einziges Pflanzenöl, das mehr Omega-3 als Omega-6 Fettsäuren enthält, nämlich das Leinsamenöl. Leider hat dieses einen recht intensiven und durchaus eigenwilligen Geschmack, so dass ich Sie wohl eher nicht davon überzeugen könnte, ausreichende Mengen davon zu sich zu nehmen. Allerdings bleibt Ihnen ja noch die ohnehin noch bessere und reichhaltigere Quelle dieser wichtigen Fettsäure übrig: Fisch. Daher lautet ein wirklich essentieller Tipp, den ich Ihnen für die Optimierung Ihrer Ernährung mitgeben möchte, zukünftig größeren Wert auf eine fischreiche Ernährung, genauer gesagt eine Ernährung mit fettigen Kaltwasserfischen, zu legen. Drei mit Blick auf ihre Omega-3 Gehalte besonders empfehlenswerte Sorten sind zum Beispiel Thunfisch, Makrele und Hering.[58]

Übrigens ist auch das Fleisch von Tieren, die auf natürliche Weise mit Gras ernährt werden, sehr gut geeignet, um Ihre Versorgung mit Omega-3 zu verbessern. Interessanterweise ohne, dass diese Fettsäure im Fleisch selbst deutlich höher konzentriert wäre als in ‚industriell' (also mit Getreide und Soja) gefüttertem Fleisch. Über die Gründe wird bislang noch spekuliert, aber aus meiner Sicht lohnt es sich definitiv, beim Fleischverzehr großen Wert auf Qualität und artgerechte Haltung, bzw. Ernährung der Tiere zu legen. Wie heißt es so schön? Man ist, was man isst…

Auf den Punkt gebracht:

- Seien Sie zurückhaltend beim Verzehr gesättigter (tierischer) Fette – insbesondere aus industrieller Aufzucht – und verzehren Sie stattdessen vermehrt einfach ungesättigte Fettsäuren aus Oliven- und Rapsöl sowie Nüssen und Avocados

- Bei den mehrfach ungesättigten Fettsäuren kommt es vor allem auf die wichtigen Omega-3 Varianten an. Diese finden Sie in Leinöl, vor allem aber in Fisch.

7.6 – Proteine erleichtern das erfolgreiche Fasten

Proteine, auch Eiweiße genannt, sind der Grundbaustein unseres Körpers. Muskeln, Organe, Haut und Haare, ja sogar Hormone und Enzyme sind aus Proteinen aufgebaut. Auch für Ihr Immunsystem ist eine ausreichende Menge an Proteinen unabdingbar. In Anbetracht dieser Vielzahl an Einsatzbereichen im Organismus überrascht es nicht, dass gerade tierische Lebensmittel einen hohen Eiweißgehalt aufweisen. Daher werden Milch, Fleisch, Fisch und Eier sehr häufig im Rahmen proteinlastiger Diäten empfohlen. Allerdings ist es keineswegs so, dass man zwangsläufig auf tierische Nahrung zurückgreifen muss, um seinen Eiweißbedarf zu decken. Auch pflanzliche Lebensmittel wie Getreide, Kartoffeln und Hülsenfrüchte enthalten mitunter beachtliche Mengen dieses Nährstoffs. Vegetarier machen sich besonders den hohen Proteingehalt von Sojabohnen zunutze und greifen auf daraus gewonnene Produkte wie Tofu oder Sojamilch zurück.

In den letzten Jahren hat wahrscheinlich jeder schon mal von Diäten nach der Low-Carb- oder Atkins Methode gehört. Dahinter steckt der Gedanke, dass der Körper bei einem Mangel an Kohlenhydraten gezwungen ist, seine Energie über den Fettstoffwechsel zu beziehen. Dabei ist grundsätzlich festzustellen, dass Low-Carb Diäten durchaus zu einer Senkung des Körpergewichts, beziehungsweise gezielt zur Reduzierung des Körperfettanteils führen können. Studien haben jedoch festgestellt, dass dieser Effekt in erster Linie am stärkeren Sättigungseffekt von Proteinen liegt. Dadurch haben die Versuchspersonen schlicht weniger Energie zu sich genommen und so Gewicht verloren.[59] Zwar ist ein vollständiger Verzicht auf Kohlenhydrate weder sinnvoll noch notwendig, aber den besonders guten Sättigungseffekt von Proteinen können wir uns im Rahmen des Kurzzeitfastens trotzdem zunutze machen. Insbesondere die letzte Mahlzeit vor einer Fastenphase sollte eher proteinlastig ausfallen, um Sie möglichst lange satt zu halten. Gleiches gilt, wenn Sie im Rahmen von wechselnden 24-Stunden Zyklen auch am Fastentag kleine Nahrungsmengen zu sich nehmen wollen. Während gerade einfache Kohlenhydrate Ihren Hunger in einer solchen Situation erst recht anheizen würden, sorgen kleine eiweißreiche Snacks zumindest für etwas Sättigung und nehmen gleichzeitig weniger Einfluss auf Ihren laufenden Fettstoffwechsel.

Meine persönliche Empfehlung ist es, Ihren Proteinbedarf zu einem großen Teil aus pflanzlichen Quellen zu decken. Schon allein deshalb, weil ein übermäßiger Fleischkonsum von den meisten Medizinern und Ernährungswissenschaftlern als Risikofaktor für verschiedene schwere Erkrankungen angesehen wird. Von daher kann es durchaus in Ihrem eigenen Interesse liegen, bei diesen Speisen ein wenig kürzer zu treten. Hinzu kommen ethische Aspekte wie Umweltschutz und der Umgang mit den Tieren in der Massenzucht. Allerdings liegt es mir fern, an dieser Stelle die moralische Keule zu schwingen. Schließlich habe ich selbst jahrzehntelang bedenkenlos Fleisch in rauen Mengen gegessen und mich herzlich wenig dafür interessiert, wie das Steak auf meinen Teller kommt. Erst als ich im Zuge des Kurzzeitfastens feststellte, dass durch den Fleischkonsum im Anschluss an eine Fastenphase mein Energieniveau eher sank als stieg und ich mich bei weitem nicht so gut fühlte, wie nach einer vergleichbaren pflanzlichen Mahlzeit, habe ich begonnen, diese Einstellung zu überdenken. In dieser Zeit habe ich dann auch angefangen, mich ein wenig über die Bedingungen der Fleischproduktion zu informieren. Das hat mich - trotz wirklich schockierender Erkenntnisse - zwar nicht zum kompletten Vegetarier gemacht, aber meine Frau und ich sind seitdem dazu übergegangen, sehr viel sorgsamer auszuwählen, welches Fleisch wir wo kaufen und haben die Menge auf maximal ein bis zwei Fleischgerichte pro Woche reduziert. Diese kommen dann in aller Regel als letzte Mahlzeit des Tages auf den Tisch. Denn scheinbar kommt mein Körper bei bereits laufender Verdauung besser mit dieser Nahrungsquelle zurecht, als direkt nach dem Fasten. Zwar macht mich Fleisch auch dann im Vergleich zu pflanzlicher Nahrung eher träge, aber eine leichte Müdigkeit nach dem Abendessen kann einem ja durchaus recht sein.

Alles in allem gibt es viele gute Gründe, nicht jeden Tag auf Fleisch als Proteinquelle zurück zu greifen und ich empfehle Ihnen, zumindest an ein bis zwei Tagen pro Woche gezielt auch pflanzliche Alternativen auszuprobieren und darauf zu achten, wie Ihr Körper auf die unterschiedlichen Speisen reagiert. Wer übrigens der Meinung ist, dass Tofu und Co. vor allem geschmacklich ein sehr minderwertiger Ersatz für die tierischen Varianten sei, dem empfehle ich, mal ein gutes vegetarisches Restaurant zu besuchen. Auf die Art habe ich selbst feststellen müssen, dass nicht die Zutaten an sich das Problem waren, sondern meine mangelnde Fähigkeit, diese lecker zuzubereiten. Zusätzlich steht Ihnen mit Fisch eine sowohl gesundheitlich, als auch geschmacklich hervorragende Alternative zur Deckung Ihres Eiweißbedarfs zur Verfügung. Den zusätzlichen Nutzen, der sich dabei in Form einer hohen Omega-3 Aufnahme bietet, hatte ich ja bereits erwähnt.

Soviel zum grundsätzlichen Ursprung Ihrer Proteine. Wenn Sie nun konkret wissen wollen, welche Nahrungsmittel besonders hohe Anteile an diesem Grundbaustein Ihres Körpers aufweisen, empfehle ich Ihnen eine kurze Recherche im Internet. Auf die Art bekommen Sie weit mehr potentielle Proteinquellen und noch dazu in übersichtlicherer Form aufgelistet, als ich es Ihnen an dieser Stelle bieten könnte. Eine gute Anlaufstelle ist beispielsweise die Seite proteineiweiss.de.[60] Daher seien hier lediglich Hülsenfrüchte, Sojaprodukte und natürlich alle Arten von Fisch als drei Beispiele genannt, wie Sie auch ohne immensen Fleischkonsum eine exzellente Proteinversorgung erreichen können.

Wie hoch sollte aber der Proteinanteil in Ihrem Speiseplan sein? Nun, ich könnte Ihnen jetzt sagen, dass täglich etwa 1 Gramm Eiweiß pro Kilogramm Körpergewicht im Rahmen des Kurzzeitfastens aus meiner Sicht ein ganz guter Richtwert wäre. Allerdings wollen Sie wahrscheinlich nicht jedes Nahrungsmittel, das Sie zu sich nehmen, zunächst abwiegen und anschließend dessen Proteingehalt ermitteln. Denn genau derartiger ‚Erbsenzählerei' beim Essen wollen wir durch dieses Ernährungskonzept ja in Zukunft entfliehen. Daher halte ich meine Empfehlung an dieser Stelle deutlich allgemeiner:

1. Verschaffen Sie sich einen Überblick, welche Lebensmittel grundsätzlich einen hohen Proteingehalt haben.

2. Fokussieren Sie sich dabei auf jene Lebensmittel, die Sie entweder ohnehin schon essen oder die in Ihrem Alltag verfügbar sind. Schließlich hilft es Ihnen wenig zu wissen, dass Spirulina Algen einen hohen Proteingehalt haben, wenn diese höchstens zu Tabletten gepresst auf Ihren Speiseplan kommen könnten.

3. Versuchen Sie täglich mindestens zwei dieser Nahrungsmittel in Ihre Ernährung zu integrieren.

Auf den Punkt gebracht:

- Proteine sind wichtig für Ihren Organismus und machen besonders lange satt - daher sollten sie auf Ihrem Speiseplan einen hohen Stellenwert bekommen.

- Versuchen Sie tierische Proteinquellen auch regelmäßig durch pflanzliche Alternativen zu ergänzen. Ob Sie dies eher aus egoistischen oder altruistischen Gründen tun, bleibt Ihnen überlassen.

7.7 – Die Integration der Mahlzeiten in Ihr persönliches Fastenprogramm

Wenn es Ihnen gelingt, die in den letzten Kapiteln aufgezeigten, überschaubaren Grundlagen für eine gesündere Ernährung in Ihr Fastenprogramm einfließen zu lassen, dann haben Sie bereits 90 % des Nutzens erreicht, den Sie aus Ernährungsratgebern hätten mitnehmen können, die schon für sich genommen den Umfang dieses ganzen Buches übersteigen.

Bleibt also zu guter Letzt nur noch die Frage, wie Sie Ihre Nahrungsaufnahme ideal in das Konzept des Kurzzeitfastens integrieren können. Selbstverständlich sollten Sie während der Fastenzeiten keinerlei Kalorien in fester oder flüssiger Form zu sich nehmen. Einzig bei sehr langen Fastenzyklen können geringe Nahrungsmengen eingebaut werden. Daher beschränkt sich das Zeitfenster, auf das Sie die unterschiedlichen Speisen des Tages verteilen können, in aller Regel auf Ihre mehr oder weniger langen Essensphasen.

Sehr eindeutig lässt sich die Frage nach der idealen Aufteilung der Mahlzeiten beantworten, wenn Sie das Kurzzeitfasten auch mit Sport verbinden. Denn dann sollten Sie an Trainingstagen den stark überwiegenden Teil Ihrer Nahrung in die Zeit nach dem Workout legen, wobei die größte Mahlzeit idealerweise direkt im Anschluss an die Trainingseinheit folgen sollte. Ob Sie Ihr Workout allerdings vollkommen nüchtern oder nach einer / zwei kleinen Mahlzeit(en) durchführen, hängt von Art und Zielen des Trainings sowie von Ihrem persönlichen Zeitplan ab. Dazu komme ich aber noch im Kapitel über den Sport.

Nun werden aber nicht alle Leser dieses Buches auch Sport treiben und selbst jene, die es tun, werden höchstwahrscheinlich nicht jeden Tag trainieren. Daher ein paar allgemeine Tipps zur Mahlzeitenverteilung, die ich persönlich sehr hilfreich finde: Vor allem in den ersten Monaten werden Sie am Ende der Fastenphase am hungrigsten sein. Erfreulicherweise sollte Ihre erste Mahlzeit des Tages auch ruhig die üppigste sein. Sie können sich also nach dem Fasten so richtig satt essen. Um den Blutzucker- und Insulinspiegel nicht gleich übermäßig in die Höhe zu jagen, empfehle ich eine ausgewogene Mischung aus Proteinen, Fetten und Kohlenhydraten. Das ist normalerweise nicht schwer zu realisieren, denn fast jedes gängige Hauptgericht erfüllt dieses Kriterium. Ich persönlich würde lediglich davon abraten, das Fasten mit einem Schokoriegel und einem großen Glas Cola zu beenden. Wie Sie wahrscheinlich bereits festgestellt haben, sind die wirklich fixen Regeln des intermittierenden Fastens sehr überschaubar. Von daher können Sie die größte Mahlzeit des Tages auch ohne weiteres ans Ende Ihres Essenszyklus stellen. Das hat lediglich den Nachteil, dass die Verdauung etwas länger dauert und Sie somit die Fastenphase nicht ganz so effizient ausnutzen. Ob dieser Effekt nun besonders groß ist, lässt sich nur schwer beurteilen, da er bislang nicht explizit untersucht wurde. Daher sollten Sie am besten selbst herausfinden, womit Sie sich wohler fühlen und die besseren Ergebnisse erzielen.

Gelegentliche Süßigkeiten und Snacks platziere ich gerne zwischen die beiden Hauptmahlzeiten mit einer deutlich stärkeren zeitlichen Nähe zur ersten Mahlzeit des Tages. Ein bis zwei Stunden in deren Anschluss haben sich bei mir bisher gut bewährt. Das hat zwei Vorteile: Erstens sind Sie zu diesem Zeitpunkt noch nicht wieder wirklich hungrig. Dadurch erreichen Sie auch bei Ihrer Lieblingsschokolade einen schnelleren Sättigungseffekt und limitieren so das Ausmaß der Aufnahme von ‚unnötigen' Kalorien aus Fett und Zucker. Ganz anders würde es aussehen, wenn Sie derartige Lebensmittel als erste Nahrung nach dem Fasten zu sich nehmen würden. Zweitens ist Ihr Insulinspiegel zu diesem Zeitpunkt ohnehin noch erhöht und Ihr Körper noch mit der Verdauung von Proteinen und Fetten beschäftigt. Dadurch wird der Zucker aus Schokolade, Kuchen oder Eiscreme langsamer aufgenommen und führt zu einem weniger sprunghaften Anstieg des Insulins im Blut, als dies bei einem Verzehr auf nüchternen Magen der Fall wäre.

Auf den Punkt gebracht:

- Die erste Mahlzeit ist im Idealfall die größte des Tages – dies ist aber kein Muss.
- An Tagen, an denen Sie Sport treiben, sollte die größte Mahlzeit direkt nach dem Workout eingenommen werden.
- Süßigkeiten und Snacks werden am besten einigermaßen zeitnah im Anschluss an die erste Mahlzeit des Tages verzehrt.

7.8 – Anregungen zum Besseressen

Eigentlich ist dieser Abschnitt meines Buchs ja als allgemeine Anleitung für eine gesündere Ernährung und nicht als Kochbuch gedacht. Trotzdem helfen ein paar ganz konkrete Anregungen dem ein oder anderen von Ihnen ja vielleicht bei der Umsetzung der ersten Schritte auf diesem Weg. Daher möchte ich zum Abschluss dieses Themas nun doch noch vier Rezepte mit Ihnen teilen, die mir besonders gut schmecken und die Sie dazu animieren sollen, mal etwas Neues auszuprobieren.

Bei meiner eigenen Ernährungsumstellung im Rahmen des Kurzzeitfastens ist mir insbesondere der teilweise Verzicht auf Fleisch anfangs ganz schön schwer gefallen. In Anbetracht dessen, dass ich den durchschnittlichen Fleischkonsum in Deutschland bis dahin wohl eher angehoben habe, könnte man meinen, dies lag daran, dass ich den Geschmack tierischer Lebensmittel vermisst hätte. Erstaunlicherweise war das aber überhaupt kein Problem für mich und mittags vollzog ich den Wechsel von den Standard- hin zu vegetarischen Gerichten der Firmenkantine, ohne ein Gefühl von Verzicht zu verspüren. Das wirkliche Problem hatte ich hingegen, wenn es darum ging, zu Hause zu kochen. Diese Tatsache hat mich ein wenig schockiert, denn bisher hielt ich mich immer für einen durchaus passablen und vielseitigen Koch. Allerdings musste ich zeitgleich mit meinem Entschluss weniger Fleisch zu essen feststellen, dass nahezu alle meine Rezepte auf eben dieser Zutat basierten. Ich könnte mir vorstellen, dass es vielen von Ihnen ähnlich geht, weshalb ich mich bei der Auswahl meiner Anregungen bewusst für drei vegetarische Rezepte entschieden habe.

Die Mengenangaben sind immer für 2-3 Personen gedacht.

7.8.1 – Rotes Thai Curry mit Tofu

Hinweise:

Dieses Gericht ist ein absoluter Klassiker der asiatischen Küche und einer meiner Lieblinge. Allerdings hatte ich in der Vergangenheit Hähnchenfleisch, statt Tofu verwendet. Wem letzterer völlig suspekt ist, kann sich vielleicht zunächst mit einer gemischten Variante anfreunden.

Während die Zubereitung dieses Gerichts recht unkompliziert ist und bis auf Putzen und Schneiden der Zutaten kaum Arbeit erfordert, ist die Beschaffung der Selbigen nicht immer ganz einfach. Rote Thai-Curry Paste und Zitronengras sind inzwischen glücklicherweise in fast jedem größeren Supermarkt zu bekommen. Schwieriger ist es beim Thai Basilikum. Ganz selten bekommt man diesen in großen Supermärkten - teilweise sogar im Topf, was sogar für dauerhaften Nachschub sorgt. Die zuverlässigere Quelle ist jedoch der Asia Laden. Wenn man schon mal dort ist, sollte man auch gleich den Tofu mitnehmen. Zwar gibt es diesen in fast jedem Kühlregal, allerdings sind die Supermarkt-Produkte nach meiner Erfahrung nicht ganz so lecker, wie die vom ‚Experten‘.

Zutaten:

- Basmati Reis
- Rapsöl
- Helles Sesamöl
- Teriyaki Sauce – optional auch Soja- und Fischsauce
- 200 -300 g Tofu (wahlweise fest oder weich)
- 1 Bund Frühlingszwiebeln
- 2 - 4 Knoblauchzehen

- Ca. 5 cm Ingwer
- 2 - 5 kleine scharfe Chili-Schoten
- 1 Dose Kokos-Milch (400 ml)
- 1 leicht gehäufter Teelöffel rote Thai Curry Paste (je nach Sorte auch etwas mehr)
- 2 Stangen Zitronengras
- 2 Karotten
- 1 Paprika (rot oder gelb)
- Eine Handvoll frische Sojasprossen
- Eine Handvoll Zuckerschoten
- 5-8 Blätter Thai Basilikum (frisch)
- Nach Wunsch noch Erd- oder Cashew-Nüsse

Zubereitung:

Etwa drei Stunden bevor Sie mit dem Kochen beginnen, den Ingwer und die Hälfte des Knoblauchs fein hacken, die Frühlingszwiebeln und die Chilis in Streifen und den Tofu in 1,5 x 1,5 cm große Würfel schneiden. Diese Zutaten geben Sie anschließend in eine Schüssel und übergießen sie mit einem ordentlichen Schuss Terriyaki Sauce. Anschließend alles gut durchmischen und abgedeckt in den Kühlschrank stellen.

Den Basmati-Reis etwa 30 Minuten bevor es losgeht in kaltes Wasser einlegen.

Den restlichen Knoblauch in ca. 1 mm dicke Scheiben sowie Karotten und Paprika auf gewünschte Form und Größe schneiden. Da das Zitronengras im fertigen Gericht nicht mitgegessen wird, empfehle ich es in ca. 2-3 cm lange Stücke zu schneiden und in einen Teebeutel zu packen. Diesen können Sie dann vor dem Servieren einfach wieder entfernen.

Die Tofu-Würfel aus der Marinade nehmen und in etwas Öl (1/4 helles Sesamöl und 3/4 Rapsöl) sehr heiß anbraten. Sobald sie anfangen braun zu werden, auch die Marinade hinzugeben und anschließend mit der Kokosmilch ablöschen.

1,5 gehäufte Teelöffel rotes Thai Curry und das Zitronengras hinzugeben.

Den Reis in einem kleinen Topf mit kochendem Wasser übergießen, salzen und 10 Minuten köcheln lassen.

Etwa 5 Minuten bevor der Reis fertig ist, die Paprika, die Karotten, die Sojasprossen und die Zuckerschoten sowie den in Scheiben geschnittenen Knoblauch und den Thai Basilikum in die Pfanne hinzufügen.

Am Ende noch einmal nach Bedarf mit Teriyaki-Sauce und Curry Paste abschmecken. Als Ergänzung eignen sich auch Soja- und Fischsauce ganz hervorragend.

Nach Geschmack mit Erdnüssen oder Cashews servieren.

7.8.2 – Tortillas mit Gemüse und Bohnen

Hinweise:

Meine Vorschläge für Gemüse und Hülsenfrüchte können in diesem Rezept beliebig anhand Ihrer eigenen Vorlieben ergänzt oder ersetzt werden. Dieses Gericht bietet Ihnen neben der extrem einfachen Zubereitung eine ideale Kombination eigentlich aller Empfehlungen aus diesem Buch. Das Olivenöl und die Avocado enthalten wertvolle einfach ungesättigte Fettsäuren, das bunte Gemüse liefert Vitamine, Mineralien und sekundäre Pflanzenstoffe und die Bohnen sorgen für Ballaststoffe und reichlich Proteine. Besser geht es eigentlich kaum.

Zutaten:

- Weizen- oder Maistortillas
- Olivenöl
- 1 Bund Frühlingszwiebeln
- 1 Stange Lauch
- 2-3 Knoblauchzehen
- 2 - 3 kleine scharfe Chili-Schoten
- 2 Karotten
- 10 Cocktail Tomaten
- 1 Paprika (rot oder gelb)
- 1 kleine Dose Mais
- 1 kleine Dose Bohnen (z.B. Kidney Bohnen)
- 1 reife Avocado
- Tsatsiki
- Frische Kräuter nach Wahl (z.B. Rosmarin, Thymian, Oregano oder Basilikum)
- Salz und Pfeffer

Zubereitung:

Die Zubereitung dieses Rezepts ist wirklich extrem einfach:

Sie heizen den Backofen auf 180°C vor

Frühlingszwiebeln, Lauch, Knoblauch, Chili, Karotten, Tomaten und Paprika nach Belieben zerkleinern.

Mit Olivenöl sowie Bohnen und Mais in der Pfanne erhitzen und mit Pfeffer und Salz abschmecken.

Tortillas ca. 5 Minuten im Backofen erhitzen.

Gemüse, Avocado-Scheiben (diese werden nicht mit erhitzt) und den Tsatsiki zusammen mit den frischen Kräutern mittig in die Tortillas füllen und einrollen. Fertig.

7.8.3 –Tomaten-Auberginen-Avocado Burger

Hinweise:

Dieses Rezept habe ich ganz zu Beginn meiner Fleisch-Reduktion entdeckt, als ich unter www.chefkoch.de auf der Suche nach den besten vegetarischen Rezepten war. Seitdem bin ich so begeistert von diesem Gericht, dass ich es nicht nur unzählige Male selbst gekocht habe, sondern auch unbedingt in dieses Buch aufnehmen wollte. Daher habe ich die begnadete Erfinderin *CookingJulie* gefragt, ob ich ihr Rezept an dieser Stelle verwenden darf und wie Sie sehen, hat sie dieser Bitte netterweise zugestimmt.

Selbst als absoluter Fan richtig großer Burger mit möglichst viel Fleisch vom Grill und reichlich Käse, verspreche ich Ihnen, dass es diese vegetarische Variante geschmacklich ohne weiteres mit jedem ‚Original' aufnehmen kann. Dabei sind die Burger durch die Kombination von Olivenöl, Mayonnaise und Avocado ebenfalls ganz schön fettig und entsprechend kalorienreich, aber aufgrund des hohen Anteils einfach ungesättigter Fettsäuren trotzdem deutlich gesünder, als die fleischhaltige Variante.

Zutaten:

- 4 Brötchen [Anm.: ich persönlich finde Roggen- oder Kürbiskernbrötchen super dazu]
- Einige Salatblätter
- 2 große Tomaten
- 1 Aubergine
- 1 reife Avocado
- 100 g Joghurt
- 3 Esslöffel Mayonnaise

- 1 Knoblauchzehe
- 1 Spritzer Tabasco, grün [Anm.: auch andere Chili-Saucen passen hervorragend]
- Salz und Pfeffer, schwarz
- Olivenöl

Zubereitung:

Die Aubergine waschen, längs in Scheiben schneiden und im heißen Öl von beiden Seiten goldbraun anbraten.

Währenddessen die Brötchen halbieren, die Tomaten und die geschälte Avocado in dicke Scheiben schneiden und salzen.

Den Knoblauch pressen oder sehr fein hacken und mit Joghurt, Mayonnaise, Tabasco, Salz und Pfeffer glatt rühren.

Beide Brötchenhälften damit bestreichen. Die untere Hälfte zuerst mit Salat, dann je zwei Auberginen-, Avocado- und Tomatenscheiben belegen und mit der oberen Brötchenhälfte bedecken. Eventuell mit Holzspießchen zusammenstecken.

Dieses Rezept lässt sich auch variieren, z.B. mit gebratenen Riesenchampignonscheiben oder gegrillten Zucchinischeiben.

7.8.4 – Lachsfilet an Weißweinsauce auf Tagliatelle und Blattspinat

Hinweise:

Ergänzend zu den vegetarischen Rezepten, hier noch ein sehr leckeres Fischgericht, das reich an Proteinen und wertvollen Omega-3 Fettsäuren ist.

Zutaten:

- 2 Lachsfilets (frisch oder tiefgefroren)
- Tagliatelle (weiß und / oder grün)
- 1 Becher Sahne
- 100 g Blattspinat (tiefgefroren)
- 1 Zwiebel
- 2 Knoblauchzehen
- ¼ Liter Weißwein
- Roter Pfeffer (Beeren getrocknet)
- 1 Beutel Safran
- Koriander
- Muskatnuss (gerieben)
- 1 Schale frische Kresse
- Saft einer halben Zitrone
- Salz
- Butter
- Rapsöl oder Butterschmalz

Zubereitung:

Blattspinat und ggf. Lachs etwa 8 bis 10 Stunden im Kühlschrank auftauen lassen

Zwiebel und Knoblauch fein hacken (nicht mischen)

Backofen bei 150°C Ober-Unterhitze vorheizen

Die Zwiebeln in kleinem Topf in Butter bei mittlerer Temperatur anbraten

Die Hälfte des Knoblauchs und den Spinat hinzugeben und ebenfalls kurz anbraten

Mit Sahne und der Hälfte des Weißweins ablöschen und aufkochen

Nach etwa 5 Minuten mit Salz, Safran, Koriander, Muskatnuss und rotem Pfeffer würzen - anschließend die Hitze abstellen und abgedeckt ruhen lassen

Pfanne mit Rapsöl / Butterschmalz erhitzen und Lachs unter Beigabe der Hälfte des Zitronensaftes von beiden Seiten kurz scharf anbraten

Lachs vorsichtig aus der Pfanne nehmen und zusammen mit reichlich Butter, rotem Pfeffer, ½ Schale Kresse, einer Knoblauchzehe (gehackt), restlichem Zitronensaft und einer Prise Salz in eine Tasche aus Alufolie packen und leicht verschließen

Diese Beutel für etwa 30 Minuten in den auf 150 °C vorgeheizten Backofen geben

Nach etwa 20 Minuten die Nudeln nach Vorgabe zubereiten

Die Spinat-Sahne-Sauce kurz vor dem Servieren mit dem restlichen Weißwein aufkochen und ggf. mit etwas Maisstärke oder Saucenbinder abbinden. Alternativ die Nudeln zwei Minuten kürzer kochen und nach dem gründlichen Abgießen (nicht abspülen!) in die Sauce geben.

Nudeln auf Teller geben und ggf. mit Sauce übergießen

Den Lachs aus dem Ofen nehmen und auf den Nudeln platzieren. Anschließend den Fisch mit etwas geschmolzener Butter aus dem Folienbeutel begießen und mit der restlichen Kresse und etwas rotem Pfeffer garnieren.

8 – Sport als lohnenswerte Ergänzung Ihres neuen Lebensstils

8.1 – Zielsetzung dieses Abschnitts

Ganz zu Beginn dieses Buches hatte ich Ihnen versprochen, dass Sie mit Hilfe meines Ernährungskonzepts auch ganz ohne Sport abnehmen und Ihre Gesundheit fördern können. Auch diese Aussage hat nach wie vor Bestand. Allerdings nehme ich an, dass einige von Ihnen bereits sportlich aktiv sind, während andere ihren neuen Lebenswandel durch mehr Bewegung unterstützen möchten. Schließlich gibt es viele gute Gründe, warum man beim Abnehmen auch Sport treiben sollte. Zum einen verbrennt Ihr Körper beim Training zusätzliche Kalorien und unterstützt damit ganz direkt das eigentliche Ziel Gewichtsverlust. Allerdings ist der tatsächliche Erfolgsbeitrag, den Sport zum Abnehmen liefert, gar nicht so groß, wie die meisten glauben. Nicht zuletzt, weil intensiver Sport hungrig macht und so am Ende oft ein Großteil der zusätzlich verbrauchten Energie wieder aufgenommen wird. Der wirklich entscheidende Punkt, warum Sport trotzdem stets zum Abnehmen empfohlen wird, liegt darin, dass Sie im Rahmen einer normalen Diät deutlich unterhalb Ihres Kalorienbedarfs bleiben. Dieser Notstand animiert den Körper im Normalfall dazu, massiv Muskeln abzubauen. Das ist zwar beim Kurzzeitfasten längst kein so großes Problem, wie bei einer Radikal-Diät, aber

Gewichtsverlust ganz ohne Muskelabbau wird auch bei diesem Konzept nicht immer zu realisieren sein. Zwar erfordert es ein wirklich gutes Trainings- und Ernährungskonzept, um trotz Gewichtsverlusts spürbar Muskeln aufzubauen, aber auch mit moderatem Körpereinsatz lässt sich, zumindest in Bezug auf den Muskelerhalt, sehr viel Positives bewirken.

Das Thema Sport, vor allem im Zusammenhang mit dem Abnehmen, ist ein überaus breites und auch nicht ganz triviales Themenfeld, mit dem man ohne weiteres ein eigenes Buch füllen könnte. Möglicherweise wäre – je nach Feedback – eine solche Ergänzung zu diesem Werk ja durchaus eine Überlegung wert... Jedenfalls würden ein detailliertes Trainingskonzept und die dabei höchst sinnvolle Vermittlung wichtiger Grundlagen, an dieser Stelle definitiv den Rahmen sprengen. Von daher beschränke ich mich in diesem Buch darauf, Ihnen einige Tipps mitzugeben, wie Sie Ihr Training ideal in das Kurzzeitfasten integrieren können. Außerdem zeige ich Ihnen eine Möglichkeit, wie Sie die Fähigkeit Ihres Körpers, seinen Energiebedarf aus seinen eigenen Fettdepots zu decken, ganz gezielt verbessern können. Das ist vor allem dann interessant, wenn Sie möchten, dass Ihnen auch längere Fastenzyklen schnell leichter fallen oder Sie die von mir beschriebene vierte Stufe der Fasten-Meisterschaft erklimmen wollen.

8.2 – Die Einbindung des Sports im Rahmen des Kurzzeitfastens

Unabhängig davon, ob Sie bereits sportlich aktiv sind oder dieses Buch zum Anlass nehmen wollen, mehr Bewegung in Ihr Leben zu bringen, haben Sie sich sicherlich längst die Frage gestellt, wie sich diese sportliche Betätigung ideal in Ihre Zyklen des Kurzzeitfastens einbauen lässt.

Zwar beschäftige ich mich mit dem Thema Sport mindestens ebenso lange, wie mit dem der Ernährungswissenschaft, aber im Zusammenhang mit dem Kurzzeitfasten musste ich zunächst selbst viel lernen. Ein guter Teil des Wissens, das ich mir speziell zu diesem Thema angeeignet habe, stammt von Martin Berkhan, der die englischsprachige Internetseite www.leangains.com betreibt. Martin ist nicht nur ein echter Experte im sportlichen Bereich, er ist auch einer der absoluten Vorreiter, wenn es um das Thema intermittierendes Fasten geht. Er ist einer der absoluten Pioniere, die Kurzzeitfasten und Sport mit wirklich beeindruckendem Erfolg kombiniert und perfektioniert haben und inzwischen folgen sogar viele Profis in diesem Bereich seinen Anleitungen. Wer also der englischen Sprache hinreichend mächtig ist, sollte seiner Webseite unbedingt mal einen Besuch abstatten.

Nun aber zum Thema: Würde ich Sie an dieser Stelle fragen, ob es sinnvoller ist, 90 Minuten vor Ihrem Training ein kohlenhydrathaltiges Frühstück zu sich zu nehmen oder auf leeren Magen zum Sport zu gehen, wäre die häufigere Antwort sicherlich, dass erstere Variante zielführender sei. Schließlich braucht man ja genügend Energie, um sportliche Leistung zu erbringen. So naheliegend dies nach dem gesunden Menschenverstand auch erscheinen mag, so überraschend ist es, dass in einigen Fällen genau das

Gegenteil der Fall ist. Denn auch auf Ihr Training kann das Fasten sehr positive Auswirkungen haben. Allerdings sind diese positiven Effekte im Bereich des Ausdauersports deutlich konsistenter belegt, als im Bereich des Kraftsports. Aber dazu später mehr.

Schauen wir uns zunächst eine Studie[61] an, die sich mit den Auswirkungen des Fastens im Rahmen hochintensiven Ausdauertrainings beschäftigt hat. Darin wurden junge, sportlich aktive Männer einem sechswöchigen Test unterzogen. Die Forscher bildeten zwei unterschiedlich ernährte Sportgruppen sowie eine sportabstinente Kontrollgruppe, die wir bei der Ergebnisbetrachtung getrost außen vor lassen können. Dass keinen Sport zu treiben nichts bewirkt, wissen Sie wahrscheinlich auch so. Die beiden Sportgruppen jedenfalls, mussten viermal wöchentlich aufs Laufband oder Fahrrad, wo sie je zwei 60-minütige und zwei 90-minütige intensive Trainingseinheiten absolvierten. In Sachen Ernährung erhielt die ‚Standard-Gruppe' täglich 90 Minuten vor dem Training ein kohlenhydratreiches Frühstück mit 675 kcal und während des Trainings einen Drink mit einem Gramm Maltodextrin (einem Kohlenhydrat) je Kilogramm Körpergewicht. Die ‚Fasten-Gruppe' erhielt die gleichen Nahrungsmittel, allerdings erst einige Stunden nach dem Training. Unterm Strich nahmen beide Gruppen während der gesamten Versuchsdauer selbst nach Abzug der sportlichen Belastung einen deutlichen Kalorienüberschuss von etwa 30 % zu sich. Nach der bisherigen Lektüre dieses Buches wird es Sie wohl nicht mehr überraschen, dass in der Fasten-Gruppe eine stark verbesserte Glukosetoleranz und Insulinsensitivität festgestellt werden konnte. Gleiches gilt auch für das GLUT4-Protein, welches ebenfalls eine wichtige Rolle im Zuckerstoffwechsel spielt. Diese gesundheitlich sehr positiven Effekte kennen Sie ja bereits aus anderen diskutierten Studien. Darüber hinaus wuchsen in der Fasten-Gruppe aber auch die Glykogenspeicher, also die

Treibstofftanks der Muskeln, stärker, als in der Standard-Gruppe. Zusätzlich kam es in der Fasten-Gruppe zu einem Anstieg zweier Enzyme, die für die Energiebereitstellung über den Fettstoffwechsel verantwortlich sind, während diese Werte bei der Standard-Gruppe unverändert blieben. Soweit alles sehr naheliegend. Wirklich überraschend war aber, dass die Fasten-Gruppe trotz des üppigen Kalorienüberschusses, der selbst nach Berücksichtigung der sportlichen Aktivität zu einer Zunahme von durchschnittlich 3,5 kg hätte führen müssen, keinen signifikanten Gewichtszuwachs verzeichnete.

Beim Trainingsergebnis lagen beide Gruppen am Ende der sechs Wochen gleichauf und hatten ihre Ausdauerleistung um durchschnittlich 15 % gesteigert. Dabei beruhte diese Verbesserung jedoch auf jeweils unterschiedlichen körperlichen Anpassungen. Während die Standard-Gruppe einen stärkeren Anstieg der maximalen Sauerstoffaufnahme verbuchen konnte, hatte sich bei der Fastengruppe die maximale Fettstoffwechselrate verbessert. Diese unterschiedlichen Effekte sind eine Folge der Kombination aus hoher Belastung und den beiden abweichenden Ernährungsschemata. Aufgrund des Mangels an dem ‚Muskel-Treibstoff' Glykogen im Fastenstadium, sind lediglich etwas niedrigere dauerhafte Belastungen möglich, so dass sich nur ein geringerer Trainingseffekt in Bezug auf die maximale Sauerstoffaufnahme erzielen lässt. Dafür wird der als Alternative herangezogene Fettstoffwechsel auf einem hohen Niveau trainiert.

Diese Aussage gilt aber tatsächlich nur in Bezug auf Belastungen bei hoher Intensität. Denn in einer ähnlichen Untersuchung, bei der die Teilnehmer mit geringerer Intensität trainierten, wurde durch ein Training im Fastenzustand auch die maximale Sauerstoffaufnahme stärker verbessert, als in der normal ernährten Gruppe.[62] Folglich hängt das optimale Vorgehen für Sie von Ihren individuellen

Zielen ab. Sollten Sie vor allem auf kürzeren Strecken bei hoher Intensität trainieren (beispielsweise um Ihre Zeit über 3000 m zu verbessern), dann können Sie ruhig einige Zeit vor dem Training etwas gegessen haben. Wollen Sie hingegen primär Ihre Ausdauer auf der Langstrecke verbessern und Ihren Fettstoffwechsel trainieren, dann empfiehlt es sich in jedem Fall, mit leerem Magen zum Sport zu gehen.

Soviel zum Thema Ausdauer. Wie sieht es denn beim Krafttraining aus? Da gibt es leider ganz unterschiedliche Meinungen. So führt das Hanteltraining auf leeren Magen einerseits dazu dass die Versorgung der Muskulatur mit jenen Nährstoffen, die Sie direkt im Anschluss an das Training zu sich nehmen, verbessert wird. Ein Effekt, der durchaus zu einem verbesserten Muskelwachstum führen könnte. Andererseits gibt es aber auch Nachteile. Nämlich zum einen, dass Sie eventuell nicht in der Lage sind, die volle Leistung über die gesamte Dauer Ihres Workouts abzurufen. Das sollten Sie am besten selbst einige Male ausprobieren. Zum anderen sorgt ein hartes Training im Fastenstadium auch für einen größeren Muskelabbau - sogenannter ‚kataboler Effekt' - während der Belastung. Dieser katabole Effekt beim Training ist zwar völlig normal, kann durch das Fasten jedoch verstärkt werden. Somit ist meine Vermutung die, dass sich die Vor- und Nachteile eines Krafttrainings im Fastenzustand in etwa aufheben dürften. Tatsächlich habe ich bei mir nach kurzer Eingewöhnung keinen Unterschied zwischen beiden Varianten feststellen können. Von daher ist hier wirklich Ihre persönliche Präferenz der wesentliche Faktor, anhand dessen Sie entscheiden sollten, ob Sie lieber während oder kurz vor Ihren Essensphasen trainieren. Sie könnten es beispielsweise auch so handhaben, dass Sie eher kurze Hantel-Workouts auf nüchternen Magen durchführen, während Sie vor längeren Trainingseinheiten eine Kleinigkeit essen. Allerdings sollte die letzte Mahlzeit zum Zeitpunkt des Trainings etwa ein bis zwei Stunden zurückliegen. Die wirklich wichtige Frage in Bezug auf das Krafttraining ist meiner Meinung nach ohnehin nicht so sehr die, ob und was Sie vor dem Workout essen sollten. Hier möchte ich mich eines Zitats von Dr. Kurt A. Moosburger bedienen, dessen online abrufbare Publikationen eine echte Goldgrube für jeden sind, der ein weitergehendes Interesse für die Themen Sport und Ernährung mitbringt. In einem seiner Artikel schreibt er: „Die wichtigste Mahlzeit des Tages ist die nach dem Training"[63] Dem ist nichts hinzuzufügen. Außer vielleicht, dass diese Mahlzeit leicht verdaulich und reich an Proteinen und Kohlenhydraten sein sollte.

Auf den Punkt gebracht:

Ob Sie im Fastenzustand oder während einer Essensphase trainieren sollten, hängt von Ihren Zielen sowie persönlichen Präferenzen ab:

- Für Ausdauersport bei hoher Intensität bieten beide Varianten Vor- und Nachteile und der Leistungszuwachs bleibt unterm Strich nahezu identisch.
- Bei niedriger Intensität ist Sport auf leeren Magen eindeutig die bessere Option.
- Beim Krafttraining sollten Sie sich auf Ihr Gefühl verlassen, wobei es sich mit zunehmender Intensität und Dauer des Trainings tendenziell anbietet, ein bis zwei Stunden vor dem Training eine Kleinigkeit gegessen zu haben.
- Besonders wichtig ist, dass Sie zeitnah nach dem Sport eine leicht verdauliche, protein- und kohlenhydratreiche Mahlzeit zu sich nehmen.

8.3 – Durch Langsamkeit schneller werden

Sicher haben Sie schon mal das Wort ‚Fettverbrennungspuls' gehört. Viele Menschen denken bei diesem Begriff instinktiv, dass es sich um jenen Pulsbereich handeln müsse, bei dem sie besonders effektiv abnehmen können. In Wahrheit ist aber sogar das Gegenteil der Fall. Denn beim Thema Ausdauersport im Rahmen einer Diät kommt es einzig und allein darauf an, wie viele Kalorien Sie durch Ihre Aktivität verbrauchen. Denn ob der Körper während des Sports auf Fett oder Zucker zurückgreift, ist völlig irrelevant. Selbst wenn Sie während des Trainings überwiegend Zucker verbrennen, so wird ein dadurch entstandenes Energiedefizit spätestens im Anschluss durch eine gesteigerte Fettverbrennung gedeckt.[64] Sofern Sie also bei dieser niedrigeren Pulsfrequenz trainieren, müssten Sie dies, zum Verbrennen der gleichen Energiemenge, deutlich länger tun, als bei einer entsprechend intensiveren Belastung.

Aber, wie Sie ja bereits wissen, sind Kalorienmengen im Rahmen dieses Buches ohnehin nicht der entscheidende Faktor und für das Kurzzeitfasten hat ein Training im Fettverbrennungs-Bereich durchaus seine Vorteile. Denn die Energiegewinnung aus Fettsäuren ist extrem effizient und ermöglicht dadurch besonders lange Ausdauerleistung. Daher ist es gerade für professionelle Ausdauersportler relevant, diese Fähigkeit des Körpers gezielt zu trainieren, indem sie über lange Strecken in diesem Pulsbereich aktiv sind. Je besser ihr Fettstoffwechsel, desto länger können sie im Wettkampf durchhalten.[65] Aus dem gleichen Grund ist es auch im Rahmen des Kurzzeitfastens sinnvoll, diese Fähigkeit zu trainieren. Denn je besser Ihr Körper darin wird, auf seine eigenen Fettdepots zuzugreifen, umso leichter fallen Ihnen die Phasen ohne Nahrungsaufnahme. Darüber hinaus können Sie in diesem Pulsbereich auch noch sehr beeindruckende Verbesserungen Ihrer Kondition erzielen, während sich das Training gleichzeitig als äußerst angenehm gestaltet. Ein paar gute Gründe, es einmal auszuprobieren, oder?

Motiviert durch meine Erfolge mit dem Kurzzeitfasten, habe ich im Frühjahr 2012 beschlossen, auch etwas mehr für mein Herz-Kreislauf-System zu tun und wieder häufiger joggen zu gehen. Diese Laune überkam mich schon in der Vergangenheit immer mal wieder, insbesondere dann, wenn das Wetter gut und mein Gewissen schlecht waren.

Allerdings machte ich dieses Mal einige für mich wirklich einschneidende Lauf-Erfahrungen, die ich Ihnen quasi als ‚entspannten Abschluss' dieses Buches mit auf den Weg geben möchte und die Ihnen helfen werden, das Kurzzeitfasten noch einfacher und erfolgreicher zu machen. Ich habe nämlich den absolut großartigen Effekt langsamer Läufe kennen gelernt. Und diese Erkenntnis verdanke ich einem Freund, der zufällig zur gleichen Zeit wie ich damit begann, wieder etwas mehr für seine Fitness zu tun.

Wie gesagt, habe ich es immer mal wieder mit dem Laufen versucht. Allerdings habe ich meine Ambitionen in diesem Bereich auch meist nach relativ kurzer Zeit wieder an den Nagel gehängt. Während begeisterte Läufer davon berichten, dass Sie beim Joggen ein Gefühl von Leichtigkeit und Freiheit, ja ein regelrechtes High erleben, kannte ich dabei bisher nur ein Gefühl: Anstrengung. Na gut, zwei Gefühle: Anstrengung und Langeweile. Wirklich Spaß hat mir dieser Sport eigentlich nie gemacht, aber zumindest die zügigen Fortschritte in Sachen Kondition, die ich in den ersten Wochen beobachten konnte, hielten mich wenigstens für eine gewisse Zeit motiviert. Leider führten diese Fortschritte aber auch dazu, dass ich, um weiterhin eine Verbesserung zu erzielen, zwangsläufig längere Strecken zurücklegen musste. Und genau dadurch ergab sich für mich ein Problem, denn einerseits musste ich die quälende Anstrengung immer länger ertragen, während andererseits die dabei aufkommende Langeweile in gleichem Maße demotivierender wirkte. Das brachte mich jedes Mal aufs Neue zu der klaren Erkenntnis, dass Joggen einfach kein Sport für mich ist.

Im Sommer 2012 aber, verabredete ich mich mit Christian, um gemeinsam eine Runde durch den Englischen Garten in München zu drehen. Zu meinem Entsetzen schlug er vor, dass wir etwa 15 bis 20 km in Angriff nehmen sollten. Nicht gerade wenig, wenn ich bedachte, dass ich in diesem Jahr nie mehr als 5 km an einem Stück gelaufen war. Zwar stimmte ich seinem Vorschlag etwas widerwillig zu, jedoch nur unter der Bedingung, dass ich das Recht bekäme, vorzeitig umzukehren. Christian meinte dazu nur, dass dies nach seiner Einschätzung gar nicht nötig sei. Schließlich würden wir so langsam laufen, dass die längere Strecke gar kein Problem für mich wäre. Diese Aussage machte mich erst recht skeptisch, bedeutete sie doch, dass wir wahrscheinlich mindestens zwei (lange und langweilige) Stunden unterwegs sein würden. Aber gut, ich wollte seinen Ansatz zumindest einmal ausprobieren.

Ich weiß gar nicht, wie oft mein Trainingspartner mich in den ersten 30 Minuten bremsen musste. Es fiel mir nämlich extrem schwer, die von ihm vorgegebene Pulsobergrenze von 65 % meiner maximalen Herzfrequenz auch wirklich einzuhalten. Denn bei dieser Intensität hatte ich überhaupt nicht das Gefühl Sport zu treiben. Gleichzeitig kam es mir fast schon so vor, als würden wir rückwärts laufen. Unser Tempo war kaum über dem der meisten Spaziergänger, die uns auf dem Weg begegneten. Mit zunehmender Dauer unseres Laufs habe ich mich dann aber doch einigermaßen an das Tempo gewöhnen können und die Ermahnungen, dass ich schon wieder zu schnell sei, wurden seltener. Nach einer guten

Stunde war ich völlig begeistert, wie viel Spaß mir dieses ‚Training' bisher machte. Anders als sonst, spürte ich nicht die geringste Anstrengung, sondern fühlte mich im Gegenteil leicht und fast ein wenig euphorisch darüber, dass meine Beine mich so mühelos über diese Dauer hinweg tragen konnten. Denn auch wenn wir nicht schnell waren, musste ich zumindest anerkennen, dass wir sehr wohl joggten. Dabei konnte ich mich auch deutlich besser als sonst auf die schöne Landschaft, die abwechslungsreichen Untergründe und unsere Gespräche konzentrieren, was das Aufkommen von Langeweile erstaunlich gut verhinderte. Meine Atmung war ruhig und gleichmäßig und ich fühlte mich rundum wohl. Ich hatte das Gefühl, dass ich noch ewig so weiterlaufen könnte.

In weiser Voraussicht empfahl Christian nach gut acht Kilometern aber trotzdem, dass wir so langsam umkehren sollten und nach etwa zwei Stunden bekam ich dann auch zu spüren, dass wir hier durchaus einer sportlichen Aktivität nachgingen – in der ich obendrein nicht sonderlich geübt war. Meine Beine wurden schwer, die Füße schmerzten und es war kaum noch möglich, den Puls im Sollbereich zu halten, ohne dabei ins Gehen wechseln zu müssen. Trotzdem hielt ich bis zum Ende durch und nach zwei Stunden, zwanzig Minuten und 16,5 gelaufenen Kilometern waren wir wieder an unserem Ausgangspunkt angekommen. Wow, ich fühlte mich großartig. Einfach wohlig erschöpft und rundum zufrieden. Ganz anders als die atemlose Abgeschlagenheit und das Gefühl es immerhin erfolgreich überstanden zu haben, wie ich es sonst von meinen läuferischen Aktivitäten her kannte. Und das, obwohl ich mehr als doppelt so lange unterwegs war und zwar nach inzwischen 18 Stunden im Fastenzustand.

Von da an ging es bei mir läuferisch steil bergauf. Egal ob alleine, zu zweit oder in der Gruppe. Dieses langsame Laufen fing an mir richtig Spaß zu machen. Durch meine größere Reichweite entdeckte ich immer neue Strecken und hatte schon nach kurzer Zeit das Gefühl, einfach draufloslaufen zu können, ohne mir Gedanken zu machen, wie weit der Rückweg sein würde. Auf einmal war es da, dieses Gefühl von Freiheit, Leichtigkeit und Zufriedenheit, von dem Läufer so gerne berichten. Offensichtlich war ich doch nicht so ungeeignet für diesen Sport, wie ich immer dachte, sondern hatte es bisher bloß immer zu schnell angehen lassen. So konnte ich auch bereits sechs Wochen nach meinem ersten ‚Langsam-Lauf' die Strecke eines Halbmarathons zurücklegen. Eine Leistung, die ich für mich persönlich bisher als völlig unmöglich angesehen hatte. Das absolut erstaunlichste war aber: ich wurde durch dieses Training auch noch schnell. Und zwar viel schneller, als ich es je mit intensivem Training geschafft hatte. Nach nur zwei Monaten des weitgehend anstrengungslosen Trainings, war ich gerade auf kurzen Strecken etwa 20 % schneller, als es in der Vergangenheit nach der doppelten Trainingszeit mit hoher Intensität der Fall war.

Diese Erkenntnis mag für erfahrene Läufer trivial sein und auch ich wusste in der Theorie durchaus, dass man mit langen, langsamen Einheiten einsteigen soll, wenn man seine Ausdauer steigern möchte. Es ist auch nicht so, dass ich das nicht früher schon mal ausprobiert hätte. Jedoch lagen zwischen meinem bisherigen Verständnis von ‚langsam' und jenem, das mein Freund mir während unseres gemeinsamen Laufs vermittelte, immer noch Welten. Und erst diese persönliche Erfahrung und Christians ständige Ermahnungen nicht schneller zu werden, haben bei mir den sprichwörtlichen Hebel umgelegt.

Von daher ist meine letzte Empfehlung, die ich Ihnen in diesem Buch vermitteln möchte die, dass Sie, spätestens wenn Sie mit Hilfe des Kurzzeitfastens einige Kilos verloren haben, diese Art des Laufens unbedingt einmal ausprobieren sollten. Sie werden begeistert sein, wie unglaublich mühelos und befreiend dieser Sport sein kann, den Sie bisher vielleicht auch eher als anstrengend und qualvoll kennen gelernt hatten. Wichtig ist aber, dass Sie dazu unbedingt ins Freie gehen. Je abwechslungsreicher und auch vom Untergrund her anspruchsvoller die Strecke, desto mehr Spaß macht das Ganze, während auf dem Laufband leider keine so rechte Begeisterung aufkommen will.

Eine gute Anleitung, wie Sie diese angenehme Art des Laufens erlernen können, finden Sie übrigens in dem Buch „ChiRunning“ von Danny und Katherine Dreyer. Wenn Sie dann Freude an dieser Disziplin gefunden haben, kann ich Ihnen auch noch die motivierende Lektüre von zwei weiteren Büchern empfehlen: „Born to run“ von Christopher McDougall sowie das leider nur auf Englisch erhältliche „Finding Ultra“ von Rich Roll.

9 – Schlusswort

Im Laufe dieses Buches haben Sie viel darüber erfahren, welche Vorteile eine schlanke Figur und insbesondere das Kurzzeitfasten für Sie zu bieten haben. Dazu habe ich neben einer Vielzahl an Studien auch einige eigene Erfahrungen mit Ihnen geteilt. Sie kennen nun die wichtigsten Hintergründe und wissen vor allem, wie Sie mein simples Konzept ganz nach Ihren Bedürfnissen ausgestalten und von der Ernährung bis zum Sport umsetzen können, damit Sie auch langfristig zu einem leichteren, gesünderen Lebensstil gelangen.

Jetzt ist es an Ihnen, das meiste aus diesem Wissen zu machen und zu den Erfolgen zu kommen, die Sie sich wünschen. Gehen Sie einen Schritt nach dem anderen und lassen Sie sich nicht demotivieren, wenn mal nicht alles von Anfang an hundertprozentig klappt. Das hat es bei mir auch nicht. Ebenso wenig sollte es Sie aus der Bahn werfen, wenn Sie sich nicht jeden Tag an das Konzept halten können. Schließlich ist das Leben nun mal oft unvorhersehbar und genau deshalb habe ich versucht, mein Konzept so flexibel wie möglich zu gestalten. Wichtig ist vor allem, dass Sie langfristig dabei bleiben. Dann werden Sie schon bald die großartigen Effekte, die ich Ihnen in diesem Buch in Aussicht gestellt habe, auch an sich selbst beobachten können.

Sollten noch wichtige Fragen offen geblieben oder Sie sich an bestimmten Stellen nicht ganz sicher sein, wie Sie genau vorgehen sollten, dann schicken Sie mir einfach eine Mail an Fragen@kurzzeitfasten.de. Ich werde dann versuchen, Ihnen individuell bei der Lösung Ihres Anliegens behilflich zu sein. Außerdem helfen auch Sie mir mit Ihren Fragen dabei, dieses kleine Werk fortlaufend zu verbessern. In diesem

Zusammenhang freue ich mich natürlich ganz grundsätzlich über Ihre Erfahrungsberichte!

Außerdem lade ich Sie ein, gelegentlich auf www.kurzzeitfasten.de zu schauen. Dort werde ich regelmäßig neue, spannende Informationen sowie Antworten auf die häufigsten Fragen veröffentlichen.

Mir bleibt an dieser Stelle nur noch, mich bei Ihnen für den Kauf meines Buches und erst recht für eine eventuelle Empfehlung oder Rezension zu bedanken. Ich hoffe die Lektüre hat Ihnen Freude bereitet und führt Sie schon bald an Ihr persönliches Ziel. Dabei wünsche ich Ihnen ganz viel Erfolg!

Bonus Kapitel: Grüner Tee hilft beim Abnehmen

Der folgende Text ist auch mit Hyperlinks zu allen zitierten Studien unter www.kurzzeitfasten.de/tee-hilft-beim-abnehmen verfügbar.

Mit Hilfe des Kurzzeitfastens wird das Abnehmen für die meisten Menschen bereits erstaunlich einfach. Das heißt aber natürlich nicht, dass es sich nicht lohnen würde, leicht zu erreichende Zusatzeffekte zu nutzen, nicht wahr? Eine Möglichkeit, wie Sie, quasi ohne jeden Aufwand, Ihre Ergebnisse beim Kurzzeitfasten noch verbessern können, ist der Konsum von Tee. Denn viele Studien, von denen ich einige in diesem Kapitel vorstellen werde, haben gezeigt, dass bestimmte Teesorten ganz erstaunliche Wirkungen aufweisen, die beim Abnehmen überaus nützlich sind. In Kapitel 5.2 habe ich dieses Thema ja bereits kurz angerissen. Aufgrund mehrfacher Nachfrage, liefere ich in diesem Bonus Kapitel nun noch eine vertiefende Betrachtung.

Zunächst einmal sei klargestellt, dass wir nicht von Pfefferminz-, Kamillen- oder Fencheltee sprechen. Streng genommen sind das auch gar keine Tees, denn 'echter' Tee wird einzig aus der Teepflanze mit dem botanischen Namen CAMELLIA SINENSIS gewonnen. Ob daraus dann grüner, schwarzer, weißer oder Oolong Tee wird, hängt davon ab, wie die Blätter nach der Ernte behandelt werden.

Ein wesentlicher Bestandteil von Tee, der auf unseren Organismus wirkt, ist das Koffein. Zwar wurde es früher auch häufig als 'Teein' bezeichnet, jedoch ist es chemisch gesehen identisch mit jener Substanz, die auch in Kaffee vorkommt.

Abgesehen vom Koffein sind vor allem die besonders in grünem und weißem Tee enthaltenen Catechine für deren positive Eigenschaften verantwortlich. Catechine gehören übrigens zu den sekundären Pflanzenstoffen, deren häufig gesundheitsfördernde Wirkung nach der Lektüre von Kapitel 7.3 bereits ein Begriff sein dürfte. Zu guter Letzt sei noch erwähnt, dass aus der Gruppe der im Tee enthaltenen Catechine vor allem das Epigallocatechingallat (EGCG) für die nachfolgend betrachteten positiven Effekte verantwortlich zu sein scheint.

Damit aber wirklich genug der Hintergründe. Schauen wir uns lieber an, wie der Spruch "abwarten und Tee trinken" uns zu einem niedrigeren Körperfettanteil verhelfen kann.

Bereits das im grünen Tee enthaltene Koffein hilft Ihnen, schneller und leichter schlank zu werden, denn es regt den Kreislauf sowie die Fettverbrennung an und reduziert gleichzeitig Hungergefühle. Daher eignet sich Tee auch ganz hervorragend als Getränk in den Fastenphasen. Einen zusätzlichen Boost erfährt dieser Effekt durch das weiter oben vorgestellte EGCG. Dieses hat nämlich gleich zwei beim Abnehmen überaus praktische Wirkungen: Zum einen hemmt es zwei Enzyme, die für die Aufnahme von Fett aus der Nahrung verantwortlich sind. Gleichzeitig wird die Thermogenese, also die Wärmeproduktion des Körpers und somit der Energieverbrauch erhöht. Es werden also weniger Kalorien aufgenommen, dafür aber mehr verbrannt. In einer Studie, in der den übergewichtigen Teilnehmern ein Extrakt aus Grüntee verabreicht wurde, das zu 25 % aus EGCG bestand, verloren diese innerhalb von 12 Wochen fast 5 % Körpergewicht und Hüftumfang.

Auch wenn Sie Sport treiben, um Ihren Fettpolstern zu Leibe zu rücken, kann sich der regelmäßige Konsum von grünem Tee überaus lohnen: Japanische Forscher konnten die positiven Effekte für den Fettabbau nämlich auch im Rahmen sportlicher Aktivitäten bestätigen und deren Britische Kollegen stellten sogar eine um 17 % gesteigerte Fettverbrennung beim Sport fest, wenn die Aktivität zusätzlich mit grünem Tee kombiniert wurde. Während es für das Abnehmen zunächst einmal egal ist, ob die beim Sport verbrauchte Energie aus Glukose oder Fett stammt, hat diese Wirkung trotzdem einen handfesten Vorteil: Der durch den grünen Tee verursachte Anstieg von Fettsäuren an der Energiebreitstellung führt nämlich dazu, dass Sie länger durchhalten und so in Summe mehr Kalorien verbrauchen können. Eine Studie an Mäusen hat gezeigt, dass mit steigender Einnahmemenge von Grüntee-Extrakt auch die Ausdauer der Tiere anstieg.

Eine andere Untersuchung am Menschen kam darüber hinaus zu dem Ergebnis, dass nicht nur der Energieverbrauch der Probanden in Ruhe um 4 % anstieg und sich die Fettverbrennung verbesserte, sondern gleichzeitig auch die Ausschüttung des Hormons Noradrenalin angeregt wurde. Dieses führt in unserem Körper neben einem erhöhtem Stoffwechsel und verbesserter Fettsäurenoxidation auch zu einer gesteigerten Leistungsfähigkeit der Muskulatur bei intensiven Belastungen. Es kann also gut sein, dass grüner Tee nicht nur Ihre Ausdauerleistung steigert, sondern auch Ihre Performance beim Krafttraining verbessert.

Während es zwar Studien gibt, die auch schwarzem- und Oolong Tee eine positive Wirkung beim Abnehmen bescheinigen, geht dieser Effekt in der Regel nicht über den des darin enthaltenen Koffeins hinaus. Das besonders wirksame EGCG ist lediglich in den nicht fermentierten grünen und weißen Tees in relevanter Menge vorhanden. Wer also einen möglichst großen Effekt in Bezug auf Fettabbau und Leistungssteigerung erzielen möchte, sollte sich definitiv an diese beiden Sorten halten. Das gilt umso mehr vor dem

Hintergrund der vielen positiven gesundheitlichen Effekte dieser Tees.

Wenn Sie noch mehr über die wirklich erstaunliche Pflanze *Tee* und deren Wirkung auf unseren Organismus erfahren möchten, finden Sie unter http://www.kurzzeitfasten.de/ein-kurzer-ausflug-in-die-welt-des-tees/ noch einige weitere interessante Infos sowie spannende Videos zu diesem Thema.

Quellen

[1] FIT FOR FUN (Hg.) (2012): Neue Diätformel: 8-Stunden-Tag beim Essen macht schlank. Online verfügbar unter http://www.fitforfun.de/abnehmen/gesund-essen/schlank-bleiben-das-richtige-timing-beim-essen_aid_12391.html, zuletzt aktualisiert am 21.05.2012, zuletzt geprüft am 10.04.2013

[2] Wikipedia, die freie Enzyklopädie (Hg.) (2013): Intermittierendes Fasten. Online verfügbar unter http://de.wikipedia.org/w/index.php?oldid=116829423, zuletzt aktualisiert am 03.04.2013, zuletzt geprüft am 10.04.2013

[3] Hsieh, Elaine; Chai, Christine M.; Hellerstein, Marc K.; Hsieh, Elaine (2005): Effects of caloric restriction on cell proliferation in several tissues in mice: role of intermittent feeding. In: *American Journal of Physiology* 51 (5), S. E965 ff.

[4] Manson, J. E.; Willett, W. C.; Stampfer, M. J.; Colditz, G. A.; Hunter, D. J.; Hankinson, S. E. et al. (1995): Body weight and mortality among women. In: *The New England Journal of Medicine* 333 (11), S. 677–685. Online verfügbar unter http://static.schoolrack.com/files/6326/337/body20weight.pdf, zuletzt geprüft am 24.04.2013

[5] Flegal, Katherine M.; Kit, Brian K.; Orpana, Heather; Graubard, Barry I. (2013): Association of All-Cause Mortality With Overweight and Obesity Using Standard Body Mass Index Categories. A Systematic Review and Meta-analysis. In: *The Journal of the American Medical Association* 309 (1), S. 71

[6] Heilbronn, Leonie K.; Smith, Steven R.; Martin, Corby K.; Anton, Stephen D.; Ravussin, Eric (2005): Alternate-day fasting in nonobese subjects: effects on body weight, body composition, and energy metabolism. In: *The American Journal of Clinical Nutrition* (81). Online verfügbar unter http://ajcn.nutrition.org/content/81/1/69.full, zuletzt geprüft am 08.04.2013

[7] Ramsey, Jon; McDonald, Roger: Honoring Clive McCay and 75 Years of Calorie Restriction Research. Online verfügbar unter http://www.scivee.tv/node/18433

[8] Hsieh, Elaine; Chai, Christine M.; Hellerstein, Marc K.; Hsieh, Elaine (2005): Effects of caloric restriction on cell proliferation in several tissues in mice: role of intermittent feeding. In: *American Journal of Physiology* 51 (5), S. E965 ff.

[9] Pallavi, Rani; Giorgio, Marco; Pelicci, Pier G. (2012): Insights into the beneficial effect of caloric/ dietary restriction for a healthy and prolonged life. In: *Frontiers in Physiology* 3. Online verfügbar unter http://www.ncbi.nlm.nih.gov/pmc/articles/PMC3429088/

[10] Colman, Ricki J. et al (2009): Caloric Restriction Delays Disease Onset and Mortality in Rhesus Monkeys. In: *Science* 325 (5937), S. 201–204

[11] Mattison, Julie A.; Roth, George S.; Beasley, T. Mark; Tilmont, Edward M.; Handy, April M.; Herbert, Richard L. et al. (2012): Impact of caloric restriction on health and survival in rhesus monkeys from the NIA study. In: *Nature* 489 (7415), S. 318–321

[12] Hursting, Stephen D.; Lavigne, Jackie A.; Berrigan, David; Perkins, Susan N.; Barrett, J. Carl (2003): Calorie Restriction, Aging, and Cancer Prevention: Mechanisms of Action and Applicability to Humans*. In: *Annual Review of Medicine* 54 (1), S. 131–152

[13] Dirks, Amie J.; Leeuwenburgh, Christiaan (2006): Caloric restriction in humans: Potential pitfalls and health concerns, zuletzt geprüft am 19.04.2013

[14] Sinclair, David (2009): Eating less may be the key to living longer. In: *New Scientist* (2717). Online verfügbar unter http://www.newscientist.com/article/mg20327175.600-eating-less-may-be-the-key-to-living-longer.html

[15] Mensink, Gert; Schienkiewitz, Anja; Scheidt-Nave, Christa (2012): Übergewicht und Adipositas in Deutschland: Werden wir immer dicker? Robert Koch Institut. Online verfügbar unter http://www.rki.de/DE/Content/Gesundheitsmonitoring/Studien/Degs/degs_w1/Symposium/degs_uebergewicht_adipositas.pdf?__blob=publicationFile, zuletzt geprüft am 24.03.2013

[16] Sumithran, Priya; Prendergast, Luke A.; Delbridge, Elizabeth; Purcell, Katrina; Shulkes, Arthur; Kriketos, Adamandia; Proietto, Joseph (2011): Long-Term Persistence of Hormonal Adaptations to Weight Loss. In: *New England Journal of Medicine* 365 (17), S. 1597–1604

[17] Wikipedia, the free encyclopedia (Hg.) (2013): Minnesota Starvation Experiment. Online verfügbar unter http://en.wikipedia.org/w/index.php?oldid=530648738, zuletzt aktualisiert am 29.03.2013, zuletzt geprüft am 08.04.2013

[18] Dirks, Amie J.; Leeuwenburgh, Christiaan (2006): Caloric restriction in humans: Potential pitfalls and health concerns, zuletzt geprüft am 19.04.2013

[19] Anson, R. Michael et al (2003): Intermittent fasting dissociates beneficial effects of dietary restriction on glucose metabolism and neuronal resistance to injury from calorie intake. In: *Proceedings of the National Academy of Sciences* 100 (10), S. 6216–6220. Online verfügbar unter http://www.ncbi.nlm.nih.gov/pmc/articles/PMC156352/, zuletzt geprüft am 24.04.2013

[20] Hsieh, Elaine; Chai, Christine M.; Hellerstein, Marc K.; Hsieh, Elaine (2005): Effects of caloric restriction on cell proliferation in several tissues in mice: role of intermittent feeding. In: *American Journal of Physiology* 51 (5), S. E965 ff.

[21] Parker-Pope, Tara: Fasting May Boost Heart Health - NYTimes.com. Online verfügbar unter http://well.blogs.nytimes.com/2011/04/04/regular-fasting-may-boost-heart-health/, zuletzt geprüft am 11.04.2013

[22] Masoro, E. J.; Yu, B. P.; Bertrand H. A. (1982): Action of food restriction in delaying the aging process. In: *Proceedings of the National Academy of Sciences* 79 (13), S. 4239–4241. Online verfügbar unter http://www.pnas.org/content/79/13/4239.full.pdf, zuletzt geprüft am 10.04.2013

[23] Zauner, Christian et al (2000): Resting energy expenditure in short-term starvation is increased as a result of an increase in serum norepinephrine. In: *American Journal of clinical Nutrition* 71 (6), S. 1511–1515. Online verfügbar unter http://ajcn.nutrition.org/content/71/6/1511.abstract, zuletzt geprüft am 11.04.2013

[24] Hill, J. O.; Anderson, J. C.; Lin, D.; Yakubu, F. (1988): Effects of meal frequency on energy utilization in rats. In: *The American Journal of Physiology* 255 (4 Pt 2), S. R616-621

[25] Wolfram, G.; Kirchgessner, M.; Müller, H. L.; Hollomey, S. (1987): Thermogenese des Menschen bei unterschiedlicher mahlzeitenhäufigkeit. In: *Annals of Nutrition & Metabolism* 31 (2), S. 88–97

[26] Trepanowski, John F.; Canale, Robert E.; Marshall, Kate E.; Kabir, Mohammad M.; Bloomer, Richard J. (2011): Impact of caloric and dietary restriction regimens on markers of health and longevity in humans and animals: a summary of available findings. In: *Nutrition Journal* 10 (1), S. 107. Online verfügbar unter http://www.ncbi.nlm.nih.gov/pmc/articles/PMC3200169/

[27] Trepanowski, John F.; Canale, Robert E.; Marshall, Kate E.; Kabir, Mohammad M.; Bloomer, Richard J. (2011): Impact of caloric and dietary restriction regimens on markers of health and longevity in humans and animals: a summary of available findings. In: *Nutrition Journal* 10 (1), S. 107. Online verfügbar unter http://www.ncbi.nlm.nih.gov/pmc/articles/PMC3200169/

[28] Johnson, James B.; Laub, Donald R.; John, Sujit (2006): the effect on health of alternate day calorie restriction: eating less and more than needed on alternate days prolongs life. In: *Medical Hypotheses* 67 (2), S. 209–211, zuletzt geprüft am 08.04.2013

[29] Johnson, James B.; Summer, Warren; Cutler, Roy G.; Martin, Bronwen; Hyun, Dong-Hoon; Dixit, Vishwa D. et al. (2007): Alternate day calorie restriction improves clinical findings and reduces markers of oxidative stress and inflammation in overweight adults with moderate asthma. In: *Free Radical Biology and Medicine* 42 (5), S. 665–674. Online verfügbar unter http://www.ncbi.nlm.nih.gov/pmc/articles/PMC1859864/?tool=pubmed, zuletzt geprüft am 11.04.2013

[30] Pedersen, C. R.; Hagemann, I.; Bock, T.; Buschard, K. (1999): Intermittent feeding and fasting reduces diabetes incidence in BB rats. In: *Autoimmunity* 30 (4), S. 243–250

[31] Tikoo, Kulbhushan; Tripathi, Durga Nand; Kabra, Dhiraj G.; Sharma, Vikram; Gaikwad, Anil Bhanudas (2007): Intermittent fasting prevents the progression of type I diabetic nephropathy in rats and changes the expression of Sir2 and p53. In: *FEBS Letters* 581 (5), S. 1071–1078

[32] Anson, R. Michael et al (2003): Intermittent fasting dissociates beneficial effects of dietary restriction on glucose metabolism and neuronal resistance to injury from calorie intake. In: *Proceedings of the National Academy of Sciences* 100 (10), S. 6216–6220. Online verfügbar unter http://www.ncbi.nlm.nih.gov/pmc/articles/PMC156352/, zuletzt geprüft am 24.04.2013

[33] Heilbronn, Leonie K.; Smith, Steven R.; Martin, Corby K.; Anton, Stephen D.; Ravussin, Eric (2005): Alternate-day fasting in nonobese subjects: effects on body weight, body composition, and energy metabolism. In: *The American Journal of Clinical Nutrition* (81). Online verfügbar unter http://ajcn.nutrition.org/content/81/1/69.full, zuletzt geprüft am 08.04.2013

[34] Klempel, Monica C.; Kroeger, Cynthia M.; Varady, Krista A. (2013): Alternate day fasting (ADF) with a high-fat diet produces similar weight loss and cardio-protection as ADF with a low-fat diet. In: *Metabolism: clinical and experimental* 62 (1), S. 137–143

[35] Bhutani, Surabhi; Klempel, Monica C.; Kroeger, Cynthia M.; Trepanowski, John F.; Varady, Krista A. (2013): Alternate day fasting and endurance exercise combine to reduce body weight and favorably alter plasma lipids in obese humans. In: *Obesity*, S. Zum Zeitpunkt des Buches noch nicht im Druck erschienen

[36] Lamri-Senhadji, M. Y.; El Kebir, B.; Belleville, J.; Bouchenak, M. (2009): Assessment of dietary consumption and time-course of changes in serum lipids and lipoproteins before, during and after Ramadan in young Algerian adults. In: *Singapore medical Journal* 50 (3), S. 288–294

[37] Wan, Ruiqian; Camandola, Simonetta; Mattson, Mark P. (2003): Intermittent Food Deprivation Improves Cardiovascular and Neuroendocrine Responses to Stress in Rats. In: *The Journal of Nutrition* 133 (6), S. 1921–1929. Online verfügbar unter http://jn.nutrition.org/content/133/6/1921.full, zuletzt geprüft am 10.04.2013

[38] Wan, Ruiqian; Camandola, Simonetta; Mattson, Mark P. (2003): Intermittent Food Deprivation Improves Cardiovascular and Neuroendocrine Responses to Stress in Rats. In: *The Journal of Nutrition* 133 (6), S. 1921–1929. Online verfügbar unter http://jn.nutrition.org/content/133/6/1921.full, zuletzt geprüft am 10.04.2013

[39] Wan, Ruiqian; Ahmet, Ismayil; Brown, Martin; Cheng, Aiwu; Kamimura, Naomi; Talan, Mark; Mattson, Mark P. (2010): Cardioprotective effect of intermittent fasting is associated with an elevation of adiponectin levels in rats. In: *The Journal of nutritional Biochemistry* 21 (5), S. 413–417

[40] Katare, Rajesh G.; Kakinuma, Yoshihiko; Arikawa, Mikihiko; Yamasaki, Fumiyasu; Sato, Takayuki (2009): Chronic intermittent fasting improves the survival following large myocardial ischemia by activation of BDNF/VEGF/PI3K signaling pathway. In: *Journal of molecular and cellular Cardiology* 46 (3), S. 405–412

[41] Mattson, Mark P.; Wan, Ruiqian (2005): Beneficial effects of intermittent fasting and caloric restriction on the cardiovascular and cerebrovascular systems. In: *The Journal of nutritional Biochemistry* 16 (3), S. 129–137

[42] Anson, R. Michael et al (2003): Intermittent fasting dissociates beneficial effects of dietary restriction on glucose metabolism and neuronal resistance to injury from calorie intake. In: *Proceedings of the National Academy of Sciences* 100 (10), S. 6216–6220. Online verfügbar unter http://www.ncbi.nlm.nih.gov/pmc/articles/PMC156352/, zuletzt geprüft am 24.04.2013

[43] Bruce-Keller, A. J.; Umberger G.; McFall R.; Mattson M. P. (1999): Food restriction reduces brain damage and improves behavioral outcome following excitotoxic and metabolic insults. In: *Annals of Neurology* 45 (1), S. 8–15. Online verfügbar unter http://www.ncbi.nlm.nih.gov/pubmed/9894871?dopt=Abstract, zuletzt geprüft am 10.04.2013

[44] Pallavi, Rani; Giorgio, Marco; Pelicci, Pier G. (2012): Insights into the beneficial effect of caloric/ dietary restriction for a healthy and prolonged life. In: *Frontiers in Physiology* 3. Online verfügbar unter http://www.ncbi.nlm.nih.gov/pmc/articles/PMC3429088/

[45] Hsieh, Elaine; Chai, Christine M.; Hellerstein, Marc K.; Hsieh, Elaine (2005): Effects of caloric restriction on cell proliferation in several tissues in mice: role of intermittent feeding. In: *American Journal of Physiology* 51 (5), S. E965 ff.

[46] Varady, K. A.; Roohk, D. J.; McEvoy-Hein, B. K.; Gaylinn, B. D.; Thorner, M. O.; Hellerstein, M. K. (2008): Modified alternate-day fasting regimens reduce cell proliferation rates to a similar extent as daily calorie restriction in mice. In: *The FASEB Journal* 22 (6), S. 2090–2096

[47] Rocha, Noeme Sousa; Barbisan, Luís Fernando; Oliveira, Maria Luiza Cotrim de; Camargo, João Lauro Viana de (2002): Effects of fasting and intermittent fasting on rat hepatocarcinogenesis induced by diethylnitrosamine. In: *Teratogenesis, Carcinogenesis, and Mutagenesis* 22 (2), S. 129–138

[48] Siegel, I.; Liu, T. L.; Nepomuceno, N.; Gleicher, N. (1988): Effects of short-term dietary restriction on survival of mammary ascites tumor-bearing rats. In: *Cancer Investigation* 6 (6), S. 677–680

[49] Kritchevsky, David (1990): Influence of Caloric Restriction and Exercise on Tumorigenesis in Rats. In: *Proceedings of the Society of experimental Biology and Medicine* 193 (1), S. 35–38

[50] Eshghinia, Samira; Mohammadzadeh, Fatemeh (2013): The effects of modified alternate-day fasting diet on weight loss and CAD risk factors in overweight and obese women. In: *Journal of Diabetes & Metabolic Disorders* 12 (1), S. 4

[51] Heilbronn, Leonie K.; Smith, Steven R.; Martin, Corby K.; Anton, Stephen D.; Ravussin, Eric (2005): Alternate-day fasting in nonobese subjects: effects on body weight, body composition, and energy metabolism. In: *The American Journal of Clinical Nutrition* (81). Online verfügbar unter http://ajcn.nutrition.org/content/81/1/69.full, zuletzt geprüft am 08.04.2013

[52] Klempel, Monica C.; Kroeger, Cynthia M.; Varady, Krista A. (2013): Alternate day fasting (ADF) with a high-fat diet produces similar weight loss and cardio-protection as ADF with a low-fat diet. In: *Metabolism: clinical and experimental* 62 (1), S. 137–143

[53] Warriner, Christina (2013): Debunking the Paleo Diet. TEDxOU. Online verfügbar unter https://www.youtube.com/watch?v=BMOjVYgYaG8.

[54] Franz, Wiebke: Entwarnung für Vollkorn. Hg. v. UGB-Vereine für Unabhängige Gesundheitsberatung in Europa. UGB - Verband fuer unabhaengige Gesundheitsberatung e.V. Online verfügbar unter http://www.ugb.de/vollkorn-vollkornprodukte/phytinsaeure-brot-frischkornmuesli-lebensmittel-udo-polmer-vollkorn/, zuletzt geprüft am 22.04.2013

[55] Otto, Janine: Welche Süße ist die Beste. Evidero. Online verfügbar unter http://www.evidero.de/themen/welche-suse-ist-die-beste, zuletzt geprüft am 12.05.2013

[56] Kris-Etherton, P. M.; Taylor, Denise Shaffer; Yu-Poth, Shaomei; Huth, Peter; Moriarty, Kristin; Fishell, Valerie et al. (2000): Polyunsaturated fatty acids in the food chain in the United States. In: *American Journal of clinical Nutrition* 71 (1), S. 179–188. Online verfügbar unter http://ajcn.nutrition.org/content/71/1/179S.full?ijkey=5c7af875f3dc71a303f7df78c52145e8b7c31643, zuletzt geprüft am 18.04.2013

[57] Kresser, Chris (2013): How too much omega-6 and not enough omega-3 is making us sick. Online verfügbar unter http://chriskresser.com/how-too-much-omega-6-and-not-enough-omega-3-is-making-us-sick, zuletzt aktualisiert am 14.04.2013, zuletzt geprüft am 18.04.2013

[58] Men's Health (Hg.) (2013): Omega 3 Fisch: Die 10 besten Fische für Ihre Gesundheit - Men's Health. Online verfügbar unter http://www.menshealth.de/food/gesunde-lebensmittel/die-10-besten-fische-fuer-ihre-gesundheit.112297.htm, zuletzt aktualisiert am 18.04.2013, zuletzt geprüft am 18.04.2013

[59] Astrup, Arne; Larsen, Thomas Meinert; Harper, Angela (2004): Atkins and other low-carbohydrate diets: hoax or an effective tool for weight loss? In: *The Lancet* 364 (9437), S. 897–899

[60] (2013): Liste proteinreicher Nahrungsmittel. proteineiweiss.de. Online verfügbar unter http://proteineeiweiss.de/proteinreiche-nahrungsmittel, zuletzt aktualisiert am 11.05.2013, zuletzt geprüft am 12.05.2013

[61] van Proeyen, K.; Szlufcik, K.; Nielens, H.; Pelgrim, K.; Deldicque, L.; Hesselink, M. et al. (2010): Training in the fasted state improves glucose tolerance during fat-rich diet. In: *The Journal of Physiology* 588 (21), S. 4289–4302

[62] Stannard, Stephen R.; Buckley, Alex J.; Edge, Johann A.; Thompson, Martin W. (2010): Adaptations to skeletal muscle with endurance exercise training in the acutely fed versus overnight-fasted state. In: *Journal of Science and Medicine in Sport* 13 (4), S. 465–469

[63] Moosburger, Kurt A.: Übersicht Publikationen. Online verfügbar unter http://www.dr-moosburger.at/publikationen.php, zuletzt geprüft am 17.04.2013

[64] Moosburger, Kurt A.: Übersicht Publikationen. Online verfügbar unter http://www.dr-moosburger.at/publikationen.php, zuletzt geprüft am 17.04.2013

[65] Hottenrott, Kuno; Neumann, Georg: Dr. Loges - Fettstoffwechseltraining im Fitness- und Leistungssport. Online verfügbar unter http://www.loges.de/sportwissen/fettstoffwechseltraining-im-fitness-und-leistungssport/, zuletzt geprüft am 24.04.2013

Notizen

Notizen

Notizen

Notizen

4662231R00112

Printed in Germany
by Amazon Distribution
GmbH, Leipzig